DU

CHOLÉRA

ÉPIDÉMIQUE.

LEÇONS PROFESSÉES A LA FACULTÉ DE MÉDECINE DE PARIS,

PAR

Le docteur AMBROISE TARDIEU,
Professeur agrégé à la Faculté de médecine,
Médecin du bureau central des hôpitaux de Paris.

PARIS.
GERMER BAILLIÈRE, LIBRAIRE-ÉDITEUR,
RUE DE L'ÉCOLE-DE-MÉDECINE, 17.

LONDRES.
H. Baillière, 219, Regent street.

LEIPZIG.
Brockhaus et Avenarius, Michelsen.

LYON.
Savy, 14, place Louis-le-Grand.

FLORENCE.
Ricordi et Ce, libraires.

MONTPELLIER. Castel, Sevalle, libraires.

1849.

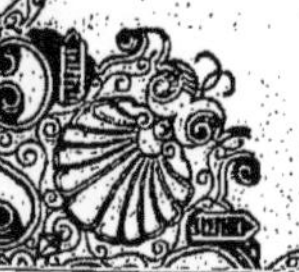

DU
CHOLÉRA ÉPIDÉMIQUE.

Paris. — Imprimerie de L. MARTINET, rue Mignon, 2.

DU

CHOLÉRA

ÉPIDÉMIQUE.

LEÇONS PROFESSÉES A LA FACULTÉ DE MÉDECINE DE PARIS,

PAR

Le docteur AMBROISE TARDIEU,
Professeur agrégé à la Faculté de médecine,
Médecin du bureau central des hôpitaux de Paris.

PARIS.

GERMER BAILLIÈRE, LIBRAIRE-ÉDITEUR,
RUE DE L'ÉCOLE-DE-MÉDECINE, 17.

LONDRES.
H. Baillière, 219, Regent street.

LEIPZIG.
Brockhaus et Avenarius, Michelsen.

LYON.
Savy, 14, place Louis-le-Grand.

FLORENCE.
Ricordi et Cᵉ, libraires.

MONTPELLIER. Castel, Sevalle, libraires.

1849.

AVERTISSEMENT.

Chargé par la Faculté de médecine de Paris de suppléer M. le professeur Duméril dans la chaire de pathologie médicale, pour l'année 1848-1849, l'auteur a cru opportun d'exposer d'une manière aussi complète que possible l'histoire de la terrible épidémie qui, après seize ans, menace de nouveau la France; et il a commencé son cours par une série de leçons sur le choléra.

Ce sont ces leçons que l'on a jugé à propos de réunir et de publier. Elles pourront ne pas paraître dénuées d'intérêt, si l'on considère qu'elles reproduisent l'analyse fidèle des innombrables écrits qui, ayant paru soit en France, soit à l'étranger, depuis 1830 jusqu'à ce jour, ont trait à quelques points de l'histoire du choléra. Elles comprennent donc à la fois les descriptions pathologiques, les recherches anatomiques et chimiques, les indications historiques, géographiques et statistiques, l'étude des causes particulières et générales, l'ensemble des instructions politiques, des mesures sanitaires, des prescriptions hygiéniques et thérapeutiques méthodiquement exposées et discutées avec le plus grand soin. La marche et le caractère des épidémies qui ont à plusieurs reprises désolé l'Europe, de celle surtout qui depuis deux ans étend progressivement ses ravages jusqu'à nous, ont été l'objet d'une étude toute spéciale; et l'on peut signaler comme nouvelles les recherches relatives à la marche générale du choléra en France pendant l'épidémie de 1832; car, par une singulière fatalité, et à part les documents si complets que l'on possède pour Paris, aucun travail d'ensemble n'a été entrepris sur ce point si intéressant. Quant à l'épidémie actuelle, elle a été suivie jusqu'à ses derniers pas, et son itinéraire indiqué de la manière la plus exacte et d'après des renseignements authentiques. Rien n'a été négligé non plus pour réunir tous les éléments qui, soit au point de vue de l'hygiène publique, soit au point de vue du régime à suivre dans la vie privée, soit enfin comme moyens de traitement, pourront contribuer à éloigner ou à rendre moins terribles les atteintes de cette redoutable maladie.

Janvier 1849.

TABLE DES MATIÈRES.

AVERTISSEMENT VI

CHAPITRE Ier. — DÉFINITION. — APERÇU HISTORIQUE. . . 1

CHAPITRE II. — DESCRIPTION 8

Description générale . . . . *Ib.*

Étude des symptômes. 12

Complications. — Affections secondaires. 28

Marche. — Durée. — Terminaison 32

Formes 37

CHAPITRE III. — ANATOMIE PATHOLOGIQUE 41

CHAPITRE IV. — RELATION SOMMAIRE DES ÉPIDÉMIES DE CHOLÉRA. 56

Épidémies antérieures à 1830 57

Épidémies de 1830 à 1832 62

Épidémies de 1832 à 1845 86

Épidémies de 1845 à 1848 91

Étude comparative et caractères généraux des épidémies de choléra. 104

CHAPITRE V. — CAUSES 114

Influences telluriques. 115

Influences atmosphériques 118

Influences hygiéniques 130

Influences constitutionnelles. 137

Influences morales 148

Contagion . . . . *Ib.*

CHAPITRE VI. — DIAGNOSTIC. — PRONOSTIC. 148

Diagnostic différentiel 149

Pronostic 153

CHAPITRE VII. — TRAITEMENT 161

Traitement prophylactique 162

Traitement des prodrômes 164

Traitement de la période algide. 167
Traitement de la période de réaction et des affections secondaires 183
Traitement de la convalescence. 184
Résumé du traitement 186
CHAPITRE VIII. — MESURES SANITAIRES 188
Isolement et séquestration 189
Assainissement et salubrité . . . . *Ib.*
Assistance publique 191
Instructions 194

DU

CHOLÉRA ÉPIDÉMIQUE.

CHAPITRE Ier.

Définition. — Aperçu historique.

Le choléra est une maladie pestilentielle, originaire des Indes orientales d'où elle s'est étendue épidémiquement à tous les points du globe, caractérisée par un flux gastro-intestinal particulier, une altération toute spéciale du sang et par un trouble profond de l'innervation, de la circulation et de l'hématose.

Nous ne comprenons pas dans cette définition et nous ne décrirons pas ici les flux accidentels dus à des causes variées que l'on a confondus sous la dénomination impropre de choléra sporadique.

Le nom de choléra (*cholera morbus*) soulève par lui-même une question importante, car l'étymologie peut, à elle seule, impliquer l'origine de la maladie. Or, il est bien difficile d'admettre la dérivation grecque assignée si universellement au mot choléra χολή ῥέω, écoulement de bile ([1]), ou χολὰς ῥέω, écoulement intestinal. En effet, les mots dans lesquels

([1]) Alexandre de Tralles repousse déjà l'étymologie χολή bile, mais il adopte celle de χολὰς intestins. *De arte medicâ*, lib. VII, cap. XIII.

entre le radical ῥέω prennent la terminaison ῥοία, et en français *rhée* (διάῤῥοια, diarrhée). Si l'on trouve dans Hippocrate χολέρη ([1]), il est permis de ne voir là qu'un composé dont l'origine ne serait pas nécessairement prise dans la langue grecque. Nous n'hésitons pas à regarder comme infiniment préférable l'étymologie proposée par M. Jobard de Bruxelles ([2]), qui fait dériver le nom de *choléra* de deux mots hébreux *choli-ra*, dont la signification *morbus malus* concorde parfaitement à la fois avec le sens de plusieurs passages des livres saints ([3]), et avec les caractères de la maladie épidémique dont nous nous occupons. La double appellation de choléra-morbus vient encore confirmer cette dernière étymologie. Car rien n'est plus commun pour les mots qui ont passé des langues orientales dans nos idiomes européens que de voir cette redondance qui consiste à ajouter au terme primitif adjectivé un substantif qui en traduit et en répète littéralement le sens : le *choléra morbus*, la maladie maladie.

Cette première preuve de l'ancienneté du choléra est confirmée encore par la mention qui en est faite dans les manuscrits sanscrits et dans les livres chinois, ainsi que par les noms qu'il a reçus dans les plus anciens idiomes de l'Orient ([4]). Il est bien ques-

([1]) *Des Épidémies*, 5e livre. Ed. Littré, t. V, p. 210.

([2]) *Gazette médicale de Paris*, 1832, p. 359.

([3]) *Deuteronome*, chap. 28. *Ecclésiaste*, chap. 6, vers. 27 et 31.

([4]) *Theorie des Orientalischen cholera*, von dr L. Grünberg.

Dans un ancien manuscrit sanscrit, le docteur Taylor a trouvé sous le nom de *Medso-neidan* la description d'une terrible épidémie qui n'est autre que le choléra. En Chine, le choléra épidémique fut décrit sous le nom de *ho-luan* par des contemporains d'Hippocrate

tion ici du choléra épidémique ; mais il n'en est pas de même dans l'antiquité grecque et latine.

Le χολέρη dont parle Hippocrate en plusieurs passages des *Épidémies* n'est autre chose qu'un flux intestinal bilieux, tout à fait analogue à la maladie décrite sous le nom de choléra sporadique, et qu'il dit lui-même particulièrement fréquente dans la saison chaude.

L'observation suivante, rapportée à la fois dans le cinquième et le septième livre des *Épidémies*, montre bien ce qu'il faut entendre par le choléra des livres hippocratiques : « Eutychidès eut une affection » cholérique qui se termina en accidents tétaniques » des jambes ; en même temps qu'il allait par le » bas, il vomit pendant trois jours et trois nuits » *beaucoup de bile foncée et très rouge ;* il était faible, » avait des hauts de cœur, ne pouvait rien garder, » pas même l'eau de grenade ; l'urine se supprima » complétement ainsi que l'évacuation alvine ; par » le vomissement, il rendit une lie molle qui fit » aussi éruption par le bas [1]. »

et de Confucius. D'après Schnurrer, il existe un autre ouvrage sanscrit de Gouinda-Chary intitulé *Chirten Money*, et où le choléra est décrit sous les noms de *vidhuna* et d'*eunerum vaudi*, c'est-à-dire diarrhée et vomissement. Dans les Indes orientales, au Malabar et au pays mahratte, le choléra, soit épidémique, soit sporadique, porte les dénominations diverses de *ola-utah* (diarrhée et vomissement), *mu-pet*, *nitripa*. Les Indous le nomment aussi *morchi* (mort) ; les Arabes *el houwah* (ouragan) ; les Persans *oueleb*. Tous ces noms et le plus employé de tous, *mordechin* (mort de chien), sont très anciens et témoignent de l'origine très reculée de la maladie dans les Indes orientales et de la terreur qu'elle inspirait.

(1) *Œuvres complètes d'Hippocrate. Des épidémies*, liv. V, p. 79, et liv. VII, p. 67. Édit. Littré, t. V, p. 249 et 431.

De même les descriptions excellentes d'Arétée [1], de Celse [2], qui connaît toute la gravité de la maladie « neque tamen ulli morbo minori momento succurritur », de Galien [3], qui, après Hippocrate [4], admet la division du *cholera sicca* et *chol. humida seu biliosa*, de Cœlius Aurelianus [5], Aetius [6], Paul d'Egine [7], et Alexandre de Tralles [8]; toutes ces descriptions s'appliquent aux affections cholériformes, bilieuses exclusivement sporadiques.

Ce n'est qu'au XVIIe et au XVIIIe siècle que l'on rencontre quelques observations relatives au choléra épidémique. Cependant la plupart des auteurs se bornent à reproduire avec plus ou moins d'exactitude les descriptions anciennes. C'est à ce titre que l'on peut citer, avec M. Grüdner, Amatus Lusitanus [9], Horst [10], Schenk [11], Iodocus Lommius [12], Riolan [13], Peter Forestus [14], Nicolaus Piso, Rosinius, Centilius [15], Bonet [16], Slevogt [17] et Pechlin,

(1) *De causis et signis acut. morb.*, l. II, cap. V.

(2) *De medicina*, l. IV, cap. XI.

(3) *Comment*, IV et V, *ad* Aph. Hippocr., et lib. *De victus ratione*.

(4) *Du régime dans les mal. aig.* (append.), éd. Littré, t. II, p. 495.

(5) *De acut. morb.*, l. III, cap. XIX, XX, XXI.

(6) *Tétrabibl.*, l. III, serm., 1, cap. XII.

(7) *De re medicâ*, t. III, cap. XXXIX.

(8) *De arte medicâ*, l. VII, cap. XIV, XV et XVI.

(9) *Curat. med.*, cent. II, obs. 32, III, 12, 28.

(10) *Oper. med.*, t. VI.

(11) *Obs. med.*, l. III.

(12) *Obs. med.*, l. II (Édit. Antverp), p. 59, 6.

(13) *Obs. med.*, l. II.

(14) *Obs. et curat. med.*, l. II, obs. 5, 43, 50.

(15) *Eteodrami obs.*, p. 244, 248, 50, 58, 65.

(16) *Med. septentr.*, l. III, sect. VI, et *Sepulchret.*, l. III, sect. IX.

(17) *Dissertatio de cholerâ.*

qui a décrit un *cholera serosa* dans lequel les déjections étaient séreuses sans aucun mélange de bile. Nous ne croyons pas utile de multiplier ces citations, auxquelles on pourrait joindre cependant les noms de plusieurs écrivains distingués du XVIIIe siècle.

De véritables épidémies, qu'il est permis de rapporter au choléra, ont été décrites par Rivière [1], qui l'aurait observé à Nîmes en 1564; et Zacutus Lusitanus [2] en 1600, dans plusieurs parties de l'Europe. Mais les histoires sans contredit les plus remarquables qui nous aient été léguées par des auteurs de cette époque sont celles de Willis [3], Th. Sydenham [4] et Torti [5]. Le premier a décrit une épidémie qui a régné à Londres en 1670, et à laquelle il donne le nom de *dysenteria aquosa epidemica*. Le tableau qu'il trace est trop caractéristique pour qu'il soit possible d'y méconnaître le choléra. Sydenham donne une description à peu près semblable d'après des observations faites en 1669 et en 1676. Dans l'Inde, Bontius [6], Dellon [7] et Thévenot [8] ont observé et décrit le choléra épidémique sur le théâtre où il sévissait le plus fréquemment d'une manière endémique ou sporadique. Bontius dit que la mort peut arriver en moins de six heures, et dépeint admirablement l'épuisement rapide de la

(1) *Praxis medic.*, cap. IX.
(2) *Oper.*, l. II, obs. 16, 17.
(3) *Oper. gener.*, 1680, t. II, p. 74, sq. 9.
(4) *Oper. medic.* Genève, 1723, p. 106 et 184.
(5) *Therap. spec.*, l. III, cap. II, et l. IV, cap. II.
(6) *De medic. Indorum.* Lugd. Batav., 1642, p. 136.
(7) *Voyage aux Indes orientales.* Amsterdam, 1689.
(8) *Voyage aux Indes orientales.* Paris, 1689, t. III.

chaleur, des forces et de toutes les sources de la vie. Plus tard, Donald Monro ([1]), en 1761, observa une épidémie de choléra en Westphalie ; Agton Douglas et Bisset, en 1768, dans le nord de l'Angleterre et en Écosse. Harlen ([2]) cite encore plusieurs dissertations écrites à la fin du siècle dernier, et l'on trouve dans les *Annales du conseil de salubrité de Madras*, pour l'année 1787, la description d'une épidémie de choléra.

Mais jusqu'à cette époque, suivant la remarque pleine de sagacité de M. Littré ([3]), « l'histoire ne nous offre aucun exemple où le choléra épidémique soit devenu voyageur, et où il ait quitté soit l'Inde, soit un pays européen pour se porter ailleurs. Et c'est un phénomène singulier que de voir une maladie connue, fréquente, revêtir subitement un caractère nouveau qui en agrandit énormément la portée et qui frappe les hommes de terreur. Ainsi, le choléra a acquis, il y a quelques années, une faculté de propagation qui, des bords du Gange, l'a porté sur ceux de l'Elbe, et jusqu'à la capitale de l'Angleterre... » Ajoutons, sur tous les points du globe.

Il est résulté de cette extension du choléra et de ses migrations nombreuses que les occasions de l'étudier et de le décrire se sont multipliées à tel point qu'il serait impossible de signaler, même en abrégé, les innombrables publications auxquelles a donné lieu le choléra épidémique. C'est surtout après l'épidémie de 1830 à 1832 que les ouvrages les plus im-

([1]) *An account of the diseases in the british military hospit. in Germany*. London, 1764, p. 97.

([2]) *Die Indische cholera*, 1831, t. I, s. 144.

([3]) *Traité du choléra oriental*. Paris, 1832, p. 123.

portants sont venus compléter l'histoire de cette maladie. En citant les travaux de MM. Grünberg en Allemagne, J. Brown et J. Copland en Angleterre, et en France ceux de MM. Littré, Gérardin et Gaymard, Brierre de Boismont, Foy, Dalmas, Bouillaud, Gendrin, Rayer, Magendie, Dubreuil et Rech de Montpellier; et les documents nombreux consignés dans les recueils scientifiques, notamment dans la *Gazette médicale de Paris*, ainsi que dans les rapports des Commissions de Salubrité des principales villes de l'Europe, nous n'avons pas la prétention de donner un aperçu même succinct des recherches immenses qui ont été entreprises à l'occasion du choléra épidémique, et que nous nous efforcerons de mettre à profit dans le cours de cette étude. Ces recherches, entreprises d'ailleurs à l'occasion d'une épidémie régnante, ont cessé presque partout avec elle; et nous n'aurions à signaler comme nouvelles que celles qui ont été reprises récemment avec tant de zèle par les médecins russes et allemands, si trois de nos confrères les plus distingués MM. les docteurs Monneret (1), A. Contour (2) et Lasègue (3) n'avaient publié le résultat de leurs études sur l'épidémie de choléra observée par eux en Russie et dans la Turquie d'Europe durant la mission qu'ils avaient reçue l'année dernière du gouvernement français.

(1) Lettres sur le choléra morbus en Orient, *Gaz. méd.* 1848, numéros 43, 44, 45.

(2) Nous devons à la confiance et à l'amitié de M. le docteur Contour la connaissance anticipée de son remarquable travail, qui restera comme l'un des ouvrages les plus intéressants et les plus achevés que l'on ait écrits sur le choléra épidémique.

(3) *Arch. génér. de méd.*, sept. 1848.

CHAPITRE II.

Description.

Le choléra épidémique, malgré la multiplicité des symptômes, et à part quelques variétés de forme que nous indiquerons, se présente avec des caractères tellement tranchés et une physionomie si constante, que peu de maladies ont été décrites d'une manière aussi uniforme, et plus propre en même temps à frapper l'esprit et à s'y fixer. Pour ne pas enlever à ce tableau ce qu'il a de saisissant, nous tracerons d'abord une description générale du choléra épidémique, et revenant ensuite sur chacun de traits principaux, nous étudierons séparément les symptômes les plus saillants; les complications et les affections secondaires; la marche, la durée, les différents modes de terminaison de la maladie, et enfin ses formes variées. Nous espérons pouvoir ainsi n'omettre aucun détail important.

DESCRIPTION GÉNÉRALE.

Le choléra épidémique, dans sa forme commune ou grave, peut se montrer tout d'un coup sous l'influence d'une cause occasionnelle quelconque, et son invasion n'est marquée que par un malaise subit et par des évacuations répétées, suivies de syncopes. Mais il est souvent précédé d'un état de souffrance vague, d'un affaissement rapide, de coliques sourdes, d'anorexie, quelquefois de diarrhée, de sueurs abondantes, de troubles des sens, et d'un ralentissement plus ou moins considérable de la circulation. Souvent un grand abattement moral se joint aussitôt à cet état, qui dure habituellement un ou deux jours, mais que l'on voit cependant quelquefois se prolonger pendant un ou deux septénaires.

Lorsque la maladie est développée, les symptômes se succèdent dans un ordre régulier, qui permet de reconnaître deux périodes naturelles et distinctes.

Première période. — Les phénomènes qui précèdent l'invasion ont été en augmentant. Les vomissements et les évacuations alvines se répètent de plus en plus; un véritable flux s'établit, d'abord séreux ou légèrement bilieux, puis composé d'une matière dite cholérique, liquide, blanchâtre, grumeleuse, ou bien assez uniformément trouble, semblable, tantôt à du petit-lait non clarifié, tantôt à une décoction de riz ou de gruau, tantôt à une bouillie un peu claire, d'une odeur fade, spermatique, présentant quelquefois des traces de bile ou de sang et des lombrics.

Ces évacuations manquent très rarement, et se continuent souvent jusqu'à la fin de la maladie. Une soif vive, une douleur profonde à l'épigastre, un hoquet prolongé les accompagnent ordinairement. En même temps des crampes extrêmement pénibles se montrent dans les membres, et surtout dans les mollets; elles se propagent à presque tous les muscles du corps. Ceux du ventre et des membres sont souvent dans un état de contracture. On observe aussi des mouvements spasmodiques ; les doigts et les orteils s'écartent et se recourbent. Le pouls s'abaisse et devient presque insensible. Les traits sont altérés et hippocratiques ; des tremblements et une agitation assez vive se manifestent. Le froid augmente rapidement, le pouls se supprime, des plaques bleuâtres se montrent d'abord aux extrémités ; la peau prend une teinte cyanosée presque générale ; les ongles sont livides et presque noirs, les doigts ridés, les parties génitales rétractées. Le volume du corps diminue rapidement et d'une manière sensible, l'œil enfoncé dans l'orbite est terne et cerné par un cercle noirâtre ; la conjonctive est flétrie ; la respiration est faible et lente, ou rare et anxieuse ; l'haleine est froide, le pouls cesse ou ralentit ses mouvements, qui semblent réduits à des oscillations. Les sécrétions s'arrêtent, la voix s'éteint, il ne reste que le souffle ; le nez est glacé et tombe parfois en gangrène ; la cornée s'affaisse et se plisse, des taches de sang apparaissent sur la sclérotique ; une sueur visqueuse couvre le visage et les extrémités ; l'intelligence, qui était restée intacte, s'obscurcit ; la respiration s'embarrasse, le hoquet commence, et la mort arrive au milieu d'un calme apparent.

Cette première période, que l'on désigne sous les noms de période algide, cyanique, asphyxique, peut se terminer fatalement par le seul fait des évacuations, avant la cyanose et les crampes. Quelquefois aussi les accidents cessent graduellement, et le retour à la santé s'opère naturellement, sans que le rétablissement des fonctions soit accompagné d'aucun phénomène morbide nouveau. Le plus ordinairement, toutefois, lorsque les malades résistent, les symptômes changent de nature, et la maladie entre dans la seconde période, dite période de réaction ou période œstueuse.

Deuxième période. — Le froid, parvenu à un certain degré, cesse de s'étendre; la chaleur revient peu à peu, le pouls reparaît, augmente et devient fébrile, le visage se colore, l'œil s'anime, une réaction générale se manifeste. Si elle doit amener une guérison facile, les vomissements deviennent moins fréquents; la diarrhée persiste, mais la matière cholérique disparaît des évacuations; la sécrétion urinaire reparaît, le dégoût, la soif, les douleurs de ventre, qui ont persisté encore quelque temps, se dissipent; le pouls se régularise, et la convalescence commence. On voit, lorsque la réaction est incomplète, les phénomènes de la période algide reparaître avec une gravité nouvelle. Dans d'autres cas, elle est trop énergique, et donne lieu à des symptômes apoplectiques, à des spasmes, à des convulsions, ou détermine des congestions et des phlegmasies locales, des pneumonies quelquefois latentes. On voit encore les malades tomber dans un état de stupeur et présenter quelques uns des signes qui caractérisent la dernière période de la fièvre typhoïde. Le gonflement des parotides, des éruptions diverses de roséole, d'urticaire, d'érythème, d'érysipèle, de vésicules miliaires, se montrent parfois aussi au déclin de la maladie

La durée moyenne du choléra est de un à trois

jours, mais il est quelquefois foudroyant et tue en moins de six heures. D'autres fois, au contraire, la lutte se prolonge beaucoup plus longtemps; elle a duré jusqu'à cinquante jours. La convalescence est rarement franche et rapide. Une grande faiblesse, de l'anorexie, une gastralgie ou un embarras gastro-intestinal assez marqué quelquefois pour réclamer un traitement spécial, de l'insomnie et d'autres troubles nerveux peuvent persister pendant un temps assez long. Lorsque l'appétit est revenu, les forces se rétablissent assez promptement.

Dans d'autres cas, la santé ne se rétablit qu'avec une extrême difficulté, et l'influence de la maladie se fait sentir pendant des mois et même des années. Dans tous les cas, les rechutes et les récidives sont fort à craindre.

ÉTUDE DES SYMPTÔMES.

Après avoir tracé d'une manière rapide et dans son ensemble le tableau du choléra, nous devons rechercher dans l'étude des principaux symptômes ce que chacun d'eux peut offrir de particulier. On a vu que les troubles les plus profonds portent sur les fonctions digestives, sur l'innervation et sur les phénomènes de l'hématose. Nous les passerons en revue dans cet ordre.

Phénomènes précurseurs. — Nous avons vu que souvent le choléra était précédé par une espèce de malaise initial qui en annonçait l'explosion plus ou moins longtemps à l'avance. Ces prodromes ont d'autant plus d'importance, qu'en éveillant l'attention du malade et du médecin, ils permettent de ne pas différer l'emploi des moyens préventifs et curatifs. On ne saurait donc s'attacher avec trop de soin à les bien caractériser; leur importance a été parfaitement mise en lumière par le docteur Annesley [1]. Suivant le docteur Coledge, cité par M. Littré [2] : « Si l'on approche d'une personne qui commence à subir l'influence du choléra épidémique, on est frappé de la langueur sous laquelle le malade paraît succomber. Son visage pâle a une expression d'anxiété et de souci qui n'est pas, comme plus tard, celle de la douleur; les traits sont affaissés. Cette expression particulière est remarquable pour tout observateur intelligent. Les malades disent : Je ne puis travailler; je ne suis en état de rien faire; mais je ne sais pas ce que j'éprouve; j'ai de la pesanteur dans l'estomac, des mouvements dans les intestins. » Un autre observateur, M. Prchal [3] ajoute les phénomènes suivants : «De la douleur entre les omoplates, de la gêne dans la région épigastrique, des borborygmes dans les intestins, de la mauvaise humeur, un visage affaissé et terreux, quelque chose d'étrange dans la physionomie, des cercles bleuâtres autour des yeux; ces divers caractères doivent faire craindre l'explosion de la maladie. Puis viennent soudainement les vertiges, la céphalalgie, une douleur plus ou moins vive à l'épigastre; chez plusieurs un obscurcissement de la vue ou une dureté de l'ouïe et des maux de cœur. L'œil subit aussi quel-

(1) *Researches into the causes of the diseases of India*. Lond., 2 vol.

(2) *Loc. cit.*, p. 10.

(3) *Die cholera beobachtet in Gallizien*. Prague, 1831.

ques changements : ou bien il est plus brillant qu'à l'ordinaire, ou bien le regard est celui d'un homme ivre. D'autres fois la marche préliminaire est différente. Pendant plusieurs jours l'appétit est diminué, il y a du malaise et des évacuations alvines, mais sans douleurs. Les matières évacuées sont jaunes, mais elles deviennent de plus en plus ténues, jusqu'à ce qu'elles s'échappent comme de l'eau. Une pareille diarrhée se manifeste aussi parfois sans aucune indisposition préalable; si on la néglige, il en naît infailliblement le choléra. Mais souvent aussi la maladie débute sans prodromes, et le malade se trouve de prime-abord dans le même état que celui qui a passé par ces différents degrés. C'est souvent la nuit que se fait cette invasion.

Diarrhée. — La diarrhée qui marque le plus souvent le début de la maladie ne tarde pas à devenir de plus en plus fréquente. Les malades ont de quinze à vingt selles et même plus dans les vingt-quatre heures. Elles s'échappent, dans quelques cas funestes, par un jet involontaire et presque continu. Souvent elles sont accompagnées de coliques, de borborygmes et de gargouillements, soit spontanés, soit provoqués par la pression sur le ventre. Les évacuations cholériques, d'abord formées de matières fécales ou bilieuses, ou séro-muqueuses, prennent très promptement un caractère particulier et véritablement distinctif qui a frappé tous les observateurs et a été parfaitement décrit par M. le professeur Bouillaud (1). Elles se composent

(1) *Traité pratique du choléra-morbus de Paris*. 1832, p. 435.

d'un liquide blanchâtre floconneux, granuleux, caillebotté, ou bien assez uniformément trouble, semblable tantôt à du petit-lait non clarifié, tantôt à une bouillie un peu claire; d'une odeur nauséabonde, spermatique, analogue à celle des chlorures alcalins. Ce liquide laisse déposer au fond du vase une grande quantité de flocons muqueux dont quelques uns ont l'aspect du riz bien cuit. Parfois, cependant, les matières rendues par les selles ont une couleur lie de vin ou brunâtre plus ou moins foncée.

La fréquence des évacuations alvines ne va pas toujours en augmentant. M. le docteur Valleix, qui a donné une excellente analyse des symptômes du choléra [1], a vu la diarrhée séro-muqueuse, très abondante au début, complétement supprimée dans la période algide, sans que pour cela les symptômes aient cessé de faire des progrès, et que la mort en ait été la conséquence. Mais il arrive que les selles ainsi supprimées reparaissent de nouveau avec l'aspect caractéristique. Lorsqu'au contraire leur fréquence diminue par le fait de la transformation ou de l'amendement des symptômes, les évacuations, en devenant plus rares, reprennent plus de consistance et une odeur fécale, ou cessent tout à fait. La diarrhée peut être remplacée par une constipation assez opiniâtre.

Vomissements. — A la diarrhée s'ajoutent presque toujours dès le début des nausées et des vomissements répétés qui se succèdent parfois presque sans intervalle. Les matières sont rendues comme si elles

(1) *Guide du médecin praticien*, t. V, p. 435.

remplissaient la bouche ; elles s'échappent par jets ou par fusées, et il est fréquent de voir des évacuations se faire simultanément par le bas. Les liquides expulsés de l'estomac ne diffèrent pas notablement de ceux qui s'échappent de l'intestin ; ils sont cependant tantôt plus limpides, tantôt légèrement colorés par la bile. Souvent aussi les vomissements se composent presque exclusivement des boissons ingérées. Dans quelques cas, en effet, la moindre quantité de liquide introduite dans l'estomac provoque immédiatement des vomissements et des évacuations alvines. Les vomissements cessent en général avant la fin de la maladie, et quelquefois même d'assez bonne heure. Il arrive très rarement que ce symptôme persiste jusqu'à la dernière période. Ils alternent ou coïncident souvent avec un hoquet très pénible.

Douleur abdominale. — Les vomissements et la diarrhée cholériques sont fréquemment précédés par une sorte d'anxiété épigastrique, par un sentiment d'angoisse et d'embarras, non seulement dans la région de l'estomac, mais dans toute l'étendue du ventre, dont les parois sont un peu rénitentes, parfois rétractées, très rarement distendues par du météorisme. Cette sensation de pesanteur et de constriction est quelquefois remplacée par de véritables douleurs tormineuses, soit à l'épigastre, soit dans l'abdomen. La pression est très incommode et augmente l'anxiété. Elle permet de constater une sorte d'empâtement, et la percussion donne presque partout un son mat, et dans quelques points une résonnance hydraérique. Il est facile de déplacer les liquides qui donnent lieu à un bruit de succussion ou à une véritable fluctuation.

Anorexie, soif, état de la langue. — Le dégoût pour les aliments, l'appétit complétement perdu coïncident avec une soif presque toujours très vive, souvent inextinguible. La gorge et la bouche sont desséchées ; la langue est souvent nette, le plus ordinairement large, blanche, humide, froide, parfois recouverte d'un enduit jaunâtre, très rarement sèche. Cet état de la langue est propre à la première période. Il varie en effet plus tard suivant le degré de la réaction ou la nature des complications et des affections secondaires.

Sécrétion urinaire. — Dès que les évacuations gastro-intestinales ont paru, la sécrétion urinaire diminue notablement; plus tard elle peut se supprimer d'une manière complète. Ce n'est que dans quelques cas exceptionnels que l'urine est restée naturelle pendant tout le cours de la maladie, l'émission est seulement devenue involontaire. Chez un petit nombre de malades, après avoir été rares et supprimées, les urines ont reparu en plus ou moins grande abondance vers le milieu de la période algide, pour se supprimer ensuite à la fin. On a même observé que, quoique l'émission des urines fût nulle, il existait un besoin fréquent d'uriner [1]. Le cours de l'urine se rétablit, en général, dans la période de réaction, surtout lorsque celle-ci est franche et régulière.

Crampes. — L'un des symptômes les plus caractéristiques du choléra, l'un des plus cruels en même

[1] Valleix, *loc. cit.*, p. 442.

temps, consiste dans ces crampes, ordinairement violentes, prolongées, persistantes, qui, débutant souvent avec les premières évacuations, et fixées d'abord aux mollets, aux pieds, s'étendent d'une manière rapide aux bras, aux muscles du ventre, et jusqu'à ceux de la face. Tous les médecins ont vu les muscles de l'abdomen dans un état de contracture très considérable; les muscles droits, en particulier, se dessinant sous la forme de cordes rondes et tendues. Ces crampes si douloureuses, si atroces parfois, qu'elles arrachent aux malheureux cholériques des cris déchirants, paraissent le plus souvent, ainsi que nous l'avons dit, dès le début, et persistent souvent même après la guérison. Bien plus, on a fait la remarque que, durant le cours de l'épidémie, il se rencontrait des personnes qui, n'offrant d'ailleurs aucun autre symptôme de la maladie, souffraient néanmoins de crampes extrêmement pénibles [1].

Mais cela n'est pas tout : outre les crampes, on a encore observé, dans quelques cas rares, des contractions musculaires qui ont offert ce caractère singulier de se montrer sur des sujets chez lesquels la vie avait en apparence complétement cessé. Il nous paraît utile de rapporter quelques exemples de ces phénomènes extraordinaires empruntés au savant traité de M. Littré [2].

« Le serf Ivan Andrianow, dit M. Sokotow, médecin à Orenbourg, mourut du choléra en deux heures. Aussitôt qu'il eut expiré, on le lava, et on s'occupait à l'habiller, lorsqu'éclatèrent dans le cadavre des

(1) Delaberge et Monneret, *Comp. de méd.*, t. II, p. 250.
(2) *Loc. cit.*, p. 17.

mouvements extraordinaires qui causèrent un grand effroi aux assistants. C'étaient des contractions dans les pieds et les mains, dont la ressemblance avec celles qu'occasionne la pile appliquée aux nerfs dénudés était frappante. D'abord de faibles mouvements convulsifs commencèrent dans un ou deux faisceaux musculaires isolés, particulièrement au cou ou dans les cuisses; et ces mouvements, se prolongeant vermiculairement, s'étendirent subitement à plusieurs muscles, de sorte que la tête s'inclina, les pieds s'agitèrent, se fléchirent et s'élevèrent. Ces contractions durèrent avec des intervalles de dix minutes, et enfin elles devinrent plus faibles et plus rares et s'éteignirent. Ce phénomène se montra, quoique avec moins d'intensité, sur le corps d'un homme mort du choléra dans l'hôpital d'Orenbourg, six ou sept heures après la cessation de tous les symptômes de la maladie. » M. Marshall, médecin au Bengale, a aussi observé deux cas où les convulsions se sont montrées sur des corps d'où l'on pensait que toute vie avait disparu. L'un des corps était déjà déposé dans la salle des morts. Dans les deux cas, la tête éprouva un tremblement, les orteils s'étendirent lentement, puis se fléchirent; les extrémités inférieures prirent un mouvement de rotation autour du bassin en se mettant sur les talons. Les bras exécutèrent des mouvements de pronation et de supination, les doigts s'étendirent et se fléchirent. Dans un cas, ces contractions durèrent dix minutes, dans l'autre trois quarts d'heure. Les médecins français envoyés en Pologne durant l'épidémie de 1831 ont observé des faits analogues.

M. Littré se demande si, dans ces cas, la vie était réellement éteinte, ou si la mort n'était qu'apparente, ce que rien n'indique en effet; si, d'un autre côté, les contractions sont dues «à la persistance, après la mort, de la cause qui les provoquait tout à l'heure; si enfin elles ne sont pas le résultat d'un travail voltaïque qui s'est produit sur les muscles encore irritables du corps?» Cette dernière supposition, qui ne répugne nullement à la raison et à l'expérience, est intéressante à rapprocher des phénomènes extraordinaires relatifs à l'électricité atmosphérique signalés dans les épidémies de choléra, et sur lesquels nous reviendrons avec beaucoup de détails.

Céphalalgie; troubles des sens. — Parmi les phénomènes précurseurs, et au début même de la maladie, nous avons signalé une lourdeur de tête accompagnée d'étourdissements, de vertiges, mais qui va rarement jusqu'à une violente céphalalgie, et ne persiste pas, en général, au-delà de la période d'invasion. Une véritable douleur de tête se montre, au contraire, assez souvent pendant la réaction, surtout quand celle-ci affecte une forme congestive ou inflammatoire. La céphalalgie est alors portée à un très haut degré; elle est, en général, gravative et plus marquée à la région frontale. Il existe en même temps des tintements et des bourdonnements d'oreilles. La vue est ordinairement trouble presque pendant tout le cours de la maladie, obscurcie, parfois double, ou pervertie au point que les malades voient les objets colorés en bleu ou alternativement en noir et en rouge; elle est quelquefois complétement éteinte. Le tact et la sensibilité générale sont considérablement émoussés.

État des facultés intellectuelles. — Malgré les désordres profonds et multiples que détermine le choléra, l'intelligence se maintient presque toujours dans une complète intégrité, et si les moyens d'expression sont moins actifs, il n'en est pas moins vrai que les facultés intellectuelles ne sont nullement altérées ; ce n'est que dans certains modes de réaction propre à la période œstueuse du mal, et dans certaines complications, que l'on voit survenir de la stupeur et plus rarement du délire.

État des forces. — Aux accidents nerveux que nous avons indiqués se joint ordinairement une agitation qui alterne avec une somnolence et un assoupissement très prononcés. Cet état, qu'interrompt la violence des crampes revenant par accès, est souvent assez profond pour qu'on ait quelque peine à en tirer les malades, et va d'ailleurs en augmentant jusqu'à la fin de la période algide, pour faire place ensuite, soit à l'insomnie, soit au véritable coma, des différents modes de réaction. Dans tous les cas, les forces sont presque anéanties, les membres brisés par les crampes retombent sans mouvement lorsque cessent ces contractions douloureuses. Le moindre déplacement est insupportable, et la plupart des malades, couchés sur le dos ou pelotonnés dans leur lit, demeurent dans une complète immobilité, ne faisant entendre ni un mot, ni une plainte par crainte de la fatigue. Quelques uns éprouvent de temps en temps des défaillances passagères.

Voix. — La voix présente une altération constante et tout à fait caractéristique depuis longtemps signalée, non seulement dans le choléra que l'on a appelé sporadique par les anciens auteurs et par Hippocrate lui-même, mais encore dans le choléra indien par Annesley. Elle devient très rapidement, de faible qu'elle était au début, rauque et sifflante. Parfois elle s'éteint, et c'est à peine si l'on distingue un son articulé dans le faible souffle que laisse échapper la bouche des cholériques. Cependant la voix reprend par moments assez d'énergie pour que les malades fassent entendre des cris. Du reste son timbre naturel reparaît à mesure que les phénomènes de la maladie se transforment et passent de la première à la seconde période.

Respiration. — La respiration est ordinairement très pénible et accompagnée d'une oppression parfois insupportable; sa fréquence diffère singulièrement suivant les cas, puisqu'on a vu le nombre des inspirations varier de dix à cinquante-deux par minute (1). Cette lenteur ou cette précipitation des mouvements respiratoires ne tient pas à une altération des poumons; car la percussion donne un son tout à fait normal, et le murmure vésiculaire se fait entendre librement, quoique fort affaibli, sauf les cas de complications où l'on rencontre des râles divers.

Mais ce n'est pas seulement dans les phénomènes mécaniques de la respiration que l'on observe des troubles notables; les phénomènes chimiques paraissent être également altérés. J. Davy a analysé l'air expiré par des individus atteints du choléra épidémique,

(1) Valleix, *loc. cit.*, p. 448.

et a trouvé qu'il ne contenait pas plus d'un tiers de l'acide carbonique ordinairement contenu dans l'air expiré par des hommes sains(1). M. le docteur Clauny a constaté que dans l'air expiré par des cholériques, il n'y a pas la moindre trace d'acide carbonique (2). M. Guéneau de Mussy a communiqué à l'Académie de médecine le résultat d'une analyse de Barruel, qui est arrivé exactement au même résultat que le docteur Clauny, et dans un cas où il s'agissait d'un cholérique sorti de la période algide (3). Enfin M. Rayer, par une série d'expériences très importantes, a établi d'une manière irrécusable, « que l'air expiré par les cholériques qui n'offrent point les caractères extérieurs de l'asphyxie contient à peu près la même proportion d'oxygène que l'air expiré par des individus sains; que l'air expiré par des cholériques qui offrent les caractères extérieurs de l'asphyxie contient notablement plus d'oxygène que celui expiré par des individus sains (4). » Il est inutile d'insister sur la signification de ces faits, qui démontrent d'une manière si frappante le trouble profond que subit l'hématose dans le choléra épidémique. Ce n'est que dans la période de réaction que la respiration se rétablit et que les inspirations redeviennent plus complètes et plus énergiques.

Circulation. — La circulation n'est pas moins gravement atteinte. Le pouls, de plus en plus

(1) Annesley. *A Treatise on the epidemic cholera*. Londres, 1831, 2e édit., p. 127.

(2) Delpech. *Études sur le choléra*, p. 50.

(3) Séance du 2 mai 1832.

(4) *Gazette médicale*. Paris, 1832, p. 277.

faible, petit, filiforme, presque insensible, ne tarde pas à disparaître complétement dans le degré le plus élevé de la période algide. Il est cependant plus fréquent qu'à l'état normal. M. Magendie fait observer, qu'en même temps que les battements du cœur s'accélèrent ils perdent de leurs forces à chaque instant : Il arrive un moment, dit-il, où le premier bruit cesse d'être entendu, et dans les derniers instants de la vie, ni l'un ni l'autre des deux bruits ne sont perçus (1). Le sang, à part l'altération qui le caractérise, se meut avec tant de lenteur, qu'il ne s'écoule pas par les veines ou même par les artères de moyen calibre, radiale ou temporale, ouvertes sur le vivant.

Cette espèce de stagnation du sang contribue à communiquer à la surface du corps cette coloration bleue propre à la période algide ou cyanique du choléra. Celle-ci se montre d'abord sur les extrémités, aux parties génitales, à la face; elle envahit même souvent tout le reste du corps. La teinte violacée, livide, peut être portée assez loin pour donner à la peau une couleur très foncée; ce phénomène, qui peut manquer dans certain cas, est surtout remarquable chez les individus pléthoriques, et dont le teint est fortement coloré (2). Il diminue et disparaît souvent dans la période de réaction. Dans son plus haut degré, la stase du sang peut aller jusqu'à produire la gangrène des parties les plus éloignées du centre; c'est ce qui a été observé pour le nez, la langue et les parties sexuelles.

(1) *Leçons sur le choléra*, p. 29. Paris, 1832.
(2) Boisseau, *Journal hebdomadaire*, 1832, p. 277.

Température. — La perversion de l'hématose et du cours du sang coïncide avec un abaissement de la température générale du corps. La peau, dont l'élasticité est diminuée, est flétrie, plissée, froide, et donne la sensation de la peau d'un reptile. Le refroidissement, d'abord sensible aux extrémités, gagne rapidement jusqu'aux parties centrales ; l'haleine elle-même est froide, ainsi que l'intérieur de la bouche. L'air expiré n'a plus qu'une température de 25 à 27° cent., inférieure de 10 à 12 degrés à ce qu'elle est ordinairement. Quant à la mesure exacte de l'abaissement de température du corps des cholériques, les recherches thermométriques ont donné les résultats suivants : le docteur Czermack (1) a constamment observé le maximum de refroidissement aux pieds, puis aux mains et à la langue, à la face, au cou, à l'épigastre, tandis que MM. Gaymard et Gérardin (2) ont toujours trouvé l'extrémité inférieure du nez plus froide que les pieds. M. Czermack dit avoir vu descendre le refroidissement des pieds jusqu'à 17°, et celui de la langue jusqu'à 19°, il ajoute que, au-dessous de la température générale de 23°, la mort était constante. Mais ce chiffre si peu élevé doit être très rare. En effet, M. Monneret, qui plus que personne est versé dans ces sortes d'observations, a récemment constaté, à l'aide du thermomètre placé sous l'aisselle, que sur presque tous les sujets qui ont succombé dans l'épidémie de Constantinople, au milieu de l'algidité cholérique ou quelque

(1) Gaymard et Gérardin, *Histoire du choléra en Russie*, p. 121.

(2) Lettres sur le choléra-morbus en Orient (2e lettre), *Gaz. méd.* 1848, p. 845.

temps après qu'elle avait cessé, la température ne s'écartait pas sensiblement de l'état naturel (+ 37°). Ces résultats, en apparence contradictoires, s'expliquent par la différence des points du corps où ont été faits les essais thermométriques, et aussi par la violence moins grande des accidents dans l'épidémie observée par notre savant collègue.

Quoi qu'il en soit, les observations les plus positives établissent que le sang circule mal et fuit la périphérie, que la respiration s'exécute d'une manière incomplète, et qu'il en résulte un abaissement considérable dans la température du corps, abaissement dont les malades n'ont pas conscience. Suivant l'expression de M. Littré : « Tout est froid chez les cholériques, la peau, l'intérieur de la bouche, l'haleine et la sueur qui les baigne. Plus la circulation s'embarrasse, plus le foyer vital, privé de ses aliments, baisse et s'affaiblit; ses rayons s'étendent de moins en moins dans le corps, et la chaleur semble s'éteindre avant la vie [1]. »

La période de réaction est surtout marquée par le retour de la chaleur, qui devient quelquefois très considérable et détermine des sueurs abondantes.

Facies. — L'aspect de la physionomie est tellement caractéristique chez les cholériques que tous les auteurs reproduisent les mêmes traits dans l'image qu'ils en ont tracée [2]. La face est de très bonne heure douloureusement contractée; des rides nombreuses sillonnent le front. Les joues se creu-

[1] *Loc. cit.*, p. 20.

[2] *Loc. cit.* Voy. Bouillaud, Magendie, Gendrin, Dalmas, Delaberge et Monneret.

sent, les lèvres s'amincissent et s'appliquent sur les dents, la plus morne tristesse se peint sur les traits, les couleurs naturelles font place à la teinte livide et bleuâtre de la période algide, les yeux s'enfoncent de plus en plus dans l'orbite et s'entourent d'un cercle noir. Le regard s'éteint de plus en plus, il semble que le voile de la mort s'étende sur la face des cholériques avant que la vie les ait quittés. En effet, l'aspect lisse des membranes de l'œil se ternit, leur surface se plisse, s'affaisse et parfois même se dessèche. Les paupières immobiles laissent à découvert le globe de l'œil, la conjonctive enflammée s'injecte, se couvre de taches de sang qui achèvent de donner à la physionomie un aspect plus terrible et plus sinistre peut-être que celui de la mort.

Cette image, qui caractérise la maladie au degré le plus élevé de la période cyanique, devient moins sombre à mesure que la réaction s'opère. La lividité de la face disparaît et est remplacée par une apparence plus ou moins vultueuse. Mais dans tous les cas, et même lorsque la guérison est assurée, la physionomie ne se rétablit qu'avec une extrême lenteur. L'œil sans éclat, le teint plombé, les traits affaissés, la peau flétrie, l'amaigrissement extrême, persistent comme des traces longtemps visibles empreintes sur le visage des cholériques.

Les détails dans lesquels nous venons d'entrer suffisent pour faire connaître les symptômes propres du choléra; il nous reste, avant d'analyser les formes variées sous lesquelles il se présente, à étudier les complications et les affections secondaires qui s'y rattachent.

COMPLICATIONS. — AFFECTIONS SECONDAIRES.

En effet, dans le cours des différentes périodes du choléra, ou même lorsque la guérison paraît assurée, il n'est pas rare de voir survenir des phénomènes morbides ou des affections variées bien distinctes des symptômes véritablement constitutifs de la maladie.

Les complications, parmi lesquelles nous devons citer principalement la péritonite, l'ictère, la gangrène, l'œdème du poumon, l'érysipèle de la face, des abcès et des ulcérations des paupières, des aphthes, sont assez rares et paraissent accidentelles.

Il n'en est pas de même des affections secondaires, qui, essentiellement liées au choléra, ne doivent pas être confondues avec les complications, et ne constituent pas davantage des formes symptomatiques [2] Elles ont été indiquées de tout temps et dans toutes les régions qu'a parcourues le choléra. C'est au milieu ou à la fin de la seconde période, quelquefois au début de la convalescence, qu'on les voit se manifester sous les types les plus variés. L'influence des pays chauds leur donne un caractère particulier. On lit dans le rapport des médecins du Bengale [3]: « La fièvre qui presque invariablement accompagnait cette seconde période de la maladie participait néanmoins de la nature des maladies bilieuses ordinaires de ces contrées. » Les observations faites en

(1) Rayer, *Gaz. méd.*, 1832, p. 216.

(2) Dalmas, *Dictionnaire de médecine*, t. VII, p. 493. — *Compendium de médecine*, *loc. cit.*, p. 260.

(3) Littré. *Loc. cit.*, p. 21.

Europe, et notamment à Paris, ont montré que ces affections secondaires se groupaient le plus souvent sous quatre types principaux déjà indiqués par M. Littré, et bien décrits par M. Rayer (1).

Tantôt elles consistent dans des phlegmasies gastro-intestinales, qui éclatent soit immédiatement après la période de réaction, soit plus tard, après plusieurs jours de convalescence. Les évacuations que détermine cette gastro-entérite sont teintes par la bile et bien distinctes des évacuations cholériques.

Tantôt, sous l'influence de la réaction, des congestions inflammatoires ont lieu vers les organes respiratoires. On observe particulièrement des pneumonies de forme latente, débutant par la partie postérieure des poumons, caractérisées d'ailleurs par les signes physiques ordinaires.

Dans d'autres cas, les malades, échappés en apparence aux accidents cholériques, sont repris par une fièvre secondaire, caractérisée, suivant les docteurs Keir et Romberg, par un aspect typhoïde, la sécheresse de la peau, une tension et une sensibilité particulières à l'épigastre, de l'inquiétude, de l'agitation, la sécheresse de la langue, des selles bilieuses, des variations subites dans la chaleur du corps. Il se développe, moins rarement que ne l'ont dit quelques observateurs (2), un gonflement des parotides et parfois une tuméfaction douloureuse des ganglions sous-maxillaires.

Quelquefois la peau est le siége d'éruptions qui

(1) Des maladies consécutives. *Gaz. méd.*, 1832, p. 216.

(2) Duplay, *Arch. gén. de médec.*, t. XXIX, p. 373.

paraissent avoir revêtu des formes très diverses. MM. Rayer et Duplay ([1]) surtout ont fixé l'attention sur ce point, constaté également par M. Cullerier, par Alibert et par plusieurs pathologistes allemands. Les plus communes de ces éruptions, qui se montrent surtout chez les femmes, et envahissent quelquefois dans une grande étendue le col, la poitrine, les membres, consistent soit en plaques d'érythème, d'urticaire ou de roséole, soit en vésicules miliaires ou herpétiques. On a signalé aussi la rougeole et la scarlatine ([2]), qui, si elles se développaient réellement, ne pourraient, dans tous les cas, être considérées que comme de véritables complications.

Mais les affections secondaires les plus caractéristiques et les plus redoutables sont celles qui attaquent le système nerveux. Les congestions vers l'encéphale, si fréquentes dans la période de réaction, sont dans quelques cas suivies d'une méningite parfaitement caractérisée, accompagnée de trismus. M. Rayer a décrit, sous le nom d'*état cérébral cholérique*, un ensemble de phénomènes particuliers bien distincts de la phlegmasie des méninges et de l'encéphale, et qui surviennent à la suite de la période algide. C'est une sorte de prolongation de cette période avec diminution ou cessation des vomissements, des évacuations alvines, des crampes et développement de symptômes cérébraux : la peau reste froide ou fraîche, le nez est froid, la langue est jaune et quel-

([1]) Mémoire sur la roséole consécutive au choléra. *Gaz. médic.*, 1832, p. 583.

([2]) Dalmas, *loc. cit.*

quefois froide; si les yeux sont injectés, ils ne le sont qu'inférieurement ; le pouls est faible, la tête lourde, la physionomie hébétée ; quelquefois la teinte cholérique persiste. Notre savant maître a observé encore, chez un malade sorti de la période algide, une sorte de délire non fébrile, qui a duré deux ou trois jours ; et chez un convalescent, une contracture des muscles fléchisseurs des avant-bras, survenue tout à coup, en tout analogue à la contracture spasmodique idiopathique des extrémités, et que l'on peut rapprocher de ces spasmes bornés à quelques fibres musculaires décrites par M. Magendie, sous le nom de réaction fibrillaire.

Nous devons signaler comme se rattachant à ces affections secondaires de véritables accès fébriles intermittents, avec frisson initial, revenant tous les jours pendant la période de réaction. Ce fait, indiqué par MM. Dalmas (1) et Valleix (2), n'est pas sans importance si on le rapproche des observations de M. Contour sur la relation qui a existé presque partout en Russie entre les fièvres intermittentes et le choléra, et qui, outre la disparition des premières quand le second s'est montré et leur réapparition quand il a cessé, s'est manifestée particulièrement par le type intermittent qu'a revêtu la fièvre secondaire au déclin de l'épidémie. Il est inutile de faire remarquer que ces cas diffèrent complétement des cas de choléra intermittent, d'ailleurs assez peu précis, rapportés par les docteurs Foy, Pigeaux et V. François de Mons (3).

(1) *Loc. cit.*, p. 493.
(2) *Loc. cit.*, p. 459.
(3) *Gaz. méd.* 1832, p. 284 et 784.

Quelle que soit la nature de ces diverses affections secondaires, elles offrent pour la plupart une marche plus rapide que chez les individus non cholériques; c'est ce qui a été surtout frappant pour la pneumonie, qui a une tendance à renaître sans cause extérieure appréciable, un siége variable et une extrême gravité.

MARCHE. — DURÉE. — TERMINAISONS.

Si nous nous efforçons maintenant de résumer la marche générale du choléra, nous voyons que, annoncée par des phénomènes précurseurs plus ou moins marqués, caractérisée d'abord par les phénomènes de la période algide, la maladie, lorsqu'elle ne se termine pas brusquement à ce degré, subit une transformation toute particulière qui constitue la réaction, mais qui diffère elle-même suivant les cas, sans qu'il soit besoin toutefois d'en multiplier les formes, comme on l'a fait en prenant pour des modes particuliers de réaction certaines affections secondaires, décrites sous les noms de réaction typhoïde, adynamique, avec persistance des vomissements, etc.

Tantôt la réaction est presque insensible et ne constitue, à vrai dire, qu'un retour naturel des phénomènes normaux, un passage graduel de la maladie à la santé; tantôt elle est franche et opère avec plus ou moins d'énergie le rétablissement de la circulation, de l'hématose, de la chaleur, en dépassant quelquefois la limite et en disposant le malade aux affections secondaires phlegmasiques que nous avons décrites; tantôt enfin elle est incomplète ou irrégulière, et offre chez le même sujet des alternatives singulières, signalées avec une remarquable finesse d'observation dans le rapport officiellement publié par l'Académie de médecine [1]. M. Monneret a parfaitement saisi et tracé les principaux traits de cette asphyxie lente [2] qui caractérise la réaction incomplète [3]. « Lorsqu'un sujet a été atteint d'un choléra algide simple ou compliqué, qui n'a cédé qu'en partie au traitement, la cyanose alors ne cesse qu'imparfaitement. La calorification reste affaiblie et en quelque sorte vacillante. Le pouls est débile, mou, ralenti, la respiration irrégulière, lente, suspirieuse. C'est alors que le malade, après avoir présenté les symptômes d'une convalescence courte et imparfaite, retombe dans un état plus dangereux que celui d'où il vient de sortir. Il conserve toute son intelligence, sommeille sans cesse; son visage exprime la stupeur, les mouvements sont lents, la soif et l'appétit nuls, la langue est naturelle, le ventre conformé comme dans l'état normal, les selles sont rares ou régulières. Le malade meurt dans cet état auquel on a improprement donné le nom de typhoïde. La cyanose, la plénitude des veines du visage et du cou, la lenteur de la respiration, la gêne, l'anxiété pectorale qu'éprouvent les malades, la faiblesse du bruit respiratoire, l'existence de râles sonores à la base des deux poumons, donnent lieu de croire que cet organe et les autres viscères sont le siége de congestions sanguines.

(1) *Gaz. méd.*, 1832, p. 255.

(2) *Cholera suffocativa* de Grüdner, *loc. cit.*

(3) Lettres sur le choléra en Orient. *Gaz. méd.*, 1848, p. 845.

La marche du choléra n'est pas notablement modifiée par l'existence antérieure de quelque autre maladie, et lorsqu'il ne survient lui-même que comme complication. Quant à l'influence qu'il paraît exercer sur les affections antécédentes, M. Duplay, qui a cherché à l'apprécier dans un mémoire [1], où il faut faire la part des doctrines physiologiques, a cru remarquer que le choléra intervertit ordinairement la marche de l'affection première et en précipite la terminaison fatale. C'est ce qu'a vu aussi M. Monneret pour le choléra qu'il appelle choléra de complication [2]. Il est beaucoup plus douteux que le choléra favorise jamais la guérison d'aucune maladie.

Dans tous les cas, le choléra, dans sa forme commune, parcourt ses périodes avec une grande rapidité. Sa durée a été étudiée au moyen de recherches statistiques fort étendues, faites par la commission centrale du département de la Seine [3]. Il résulte de ces documents que la durée de la maladie, influencée faiblement par l'âge des malades, qui résistaient en raison de leurs forces propres et du caractère particulier des affections secondaires, a été, sur 4,907 individus :

De 1 à 6 heures,		294 fois.
6 à 12	—	615
12 à 18	—	392
18 à 24	—	1173

(1) *Arch. génér. de méd.*, t. XXX, p. 29.

(2) Mémoire lu à l'Acad. de méd. *Union médicale*, 1848, numéros 40 et 41.

(3) *Rapport sur la marche et les effets du choléra.* Paris, 1834, p. 70.

De 1 à 2 jours,		823 fois.
2 à 3	—	502
3 à 4	—	382
4 à 5	—	240
5 à 6	—	125
6 à 7	—	79
7 à 8	—	171
8 à 9	—	35
9 à 10	—	36
10 à 15	—	111
15 à 20	—	19

Il est à remarquer, du reste, que la durée de la maladie est moins longue dans les moments où l'épidémie est à son plus haut période d'intensité. Ajoutons que la nature de certaines affections secondaires peut la prolonger au-delà du terme indiqué dans le précédent tableau. M. Dalmas a vu une lutte de cinquante jours aboutir à la formation d'une double parotide bientôt suivie de mort [1].

La terminaison du choléra épidémique, trop souvent funeste dès la première période, ou par suite d'une réaction soit trop violente, soit incomplète et irrégulière, peut cependant être favorable; et l'on voit la guérison s'opérer de différentes manières. Quelquefois, en effet, ainsi que nous l'avons dit, on voit les accidents de la période cyanique se dissiper par une véritable résolution, et, dans ce cas, la convalescence est aussi prompte que l'avait été la marche de la maladie. « En peu d'heures, la physionomie change ; en douze ou vingt-quatre heures, au plus en quelques jours, le visage a repris son expression ordinaire. Les forces reviennent avec une

[1] *Loc. cit.*, p. 493.

égale promptitude ; et en peu de temps, un cholérique qui a été placé sur le seuil de la tombe, qui était froid comme le marbre, sans pouls et dans la plus profonde faiblesse, est rendu à ses occupations habituelles [1]. » Il est impossible d'accepter sans réserve les opinions qui ont été émises sur l'apparition nécessaire, dans ce mode de terminaison, de phénomènes critiques, tels que des épistaxis, des sueurs, ou des évacuations d'une nature spéciale ; pas plus que les métastases qui, dans d'autres cas, rendraient compte de la disparition des accidents cholériques. Ces opinions que ne justifie en rien l'observation exacte des faits n'ont de signification qu'au point de vue de doctrines aujourd'hui fort mal comprises et le plus souvent dépourvues de sens.

La guérison du choléra est souvent beaucoup plus lente que nous ne venons de le dire. Elle ne se décide qu'après les luttes les plus périlleuses et les plus longues qu'ont à soutenir les malades contre les complications et les affections secondaires. La convalescence se ressent alors de la gravité des accidents, et l'on ne saurait dire ce qu'elle présente de difficultés et de lenteur [3]. Il reste pendant un temps plus ou moins long une faiblesse générale que l'on ne rencontre à la suite de nulle autre maladie ; les traits sont amaigris, le regard languissant, l'appétit inégal et capricieux. Une gastralgie rebelle, des coliques, de l'insomnie, une grande tendance au re-

(1) Littré, *loc. cit.*, p. 15.

(2) Gendrin. *Monographie du choléra*, 1832, p. 54. Dalmas, *loc. cit.*

(3) Rapport de l'Acad. de méd., 1832, *loc. cit.*

froidissement soit partiel, soit général, un abattement intellectuel et moral persistent quelquefois avec une grande ténacité; et il n'est pas rare de voir, sous l'influence du moindre écart de régime, d'une circonstance accidentelle quelconque, survenir une véritable rechute. Ce n'est pas tout, on a vu assez fréquemment le choléra épidémique déterminer une modification complète de la constitution; et les individus qui en avaient été atteints changer en quelque sorte de tempérament et de nature, sinon pour le reste de leur vie, du moins pour un temps très long.

Sans qu'il soit permis de dire qu'une atteinte grave de choléra prédipose à une atteinte nouvelle, il faut reconnaître qu'elle ne préserve pas de toute récidive. Les observations les plus récentes semblent indiquer pourtant que celles-ci sont fort rares.

FORMES.

Si, dans la marche du choléra, dans la violence des accidents ou l'enchaînement des symptômes, on remarque quelques variétés, il faut se garder d'y voir des différences essentielles, et réserver le nom de formes distinctes du choléra à cet ensemble de caractères qui, modifiant les rapports des symptômes et des affections, soit symptomatiques, soit complicantes, changent la marche générale de la maladie et donnent lieu à des indications pronostiques ou thérapeutiques spéciales.

Sans nous engager dans l'énumération et la discussion des divisions proposées par un grand nombre d'auteurs, et sans nous arrêter à la description d'un choléra bilieux, flatulent, spasmodique, asphyxique, ataxique, adynamique, qui, pour la plupart, ne seraient caractérisés que par l'exagération d'un des symptômes ordinaires de la maladie, sans parler de ce qu'on a appelé très anciennement le choléra sec, affection probablement analogue aux coliques des pays chauds, et dans tous les cas très distincte du choléra [1], nous admettrons quatre formes de choléra épidémique.

1° La forme commune ou *choléra grave* qui a servi de texte à la description précédente; 2° la forme bénigne ou *cholérine ;* 3° le choléra *foudroyant;* 4° le choléra *paralytique* [2].

Cholérine. — Nous réservons au choléra léger [3] le nom de *cholérine*, sous lequel on a confondu, non seulement la forme bénigne, mais encore les phénomènes précurseurs et même la période d'invasion du choléra grave; ce qui a fait dire que le choléra était souvent la conséquence de la cholérine [4].

La cholérine qui se montre surtout au début des épidémies ou chez les individus placés dans les conditions les plus favorables, est caractérisée par un malaise général ; un abattement insolite des

(1) Hippocrate. Édit. Littré, t. II, p. 387, et P. Franck. *Traité de méd. prat.*, Paris, 1842, t. I, p. 594.

(2) M. le docteur Pigeaux a décrit une forme de choléra lent ou primitivement chronique (*Gaz. médic.*, 1832, p. 529), dans laquelle il est difficile de reconnaître une forme spéciale. La durée de la maladie n'est nullement indiquée, et à défaut de ce caractère important, il n'est guère permis de voir dans cette description autre chose que des variétés de la forme bénigne et de la forme commune.

(3) Bouillaud, *loc. cit.*, p. 242.

(4) Rapport de l'Acad. de méd., *déjà cité*, et *Gaz. méd.*, 1832, p. 165.

forces physiques et morales ; de l'insomnie, de l'anxiété épigastrique ; un sentiment de pesanteur et quelquefois d'ardeur dans l'estomac ; la faiblesse du pouls, qui est petit, mou, plus ou moins lent ; des nausées, des borborygmes ; une sécheresse pâteuse de la bouche ; des urines épaisses, rares et rouges ; des évacuations alvines souvent analogues, pour la nature et la fréquence, à celles du choléra, quelquefois jaunâtres ou sanguinolentes, mais presque toujours mêlées de mucosités blanches ; accompagnées dans quelques cas de vomissements. Si parfois on observe des crampes, elles manquent le plus souvent ; jamais la cyanose ni les phénomènes asphyxiques ne se manifestent. La maladie peut durer pendant plusieurs jours ; elle ne dépasse pas, en général, un septénaire et se termine le plus souvent par la guérison. Il n'est pas rare de voir, même après ces cas légers, une convalescence languissante et entravée par des troubles variés des fonctions digestives, et en somme presque aussi difficile qu'à la suite des cas les plus graves.

Choléra foudroyant. — Il n'est pas d'épidémie de choléra dans laquelle on n'ait observé des exemples de cette forme foudroyante où des individus pris tout à coup, avec ou sans phénomènes précurseurs, de vomissements, de diarrhée, de crampes, de refroidissement, succombent en une ou deux heures avant l'apparition de la cyanose. Parmi nous, MM. Dalmas, Magendie, Bouillaud ont cité de ces cas ; mais quelquefois la mort arrive sans que les évacuations aient eu lieu, par le seul fait de la violence de l'anxiété épigastrique et des crampes.

M. Dalmas a vu des soldats pris en pleine marche de vertiges et de crampes atroces, quitter le rang, déposer leurs armes et mourir en deux heures ([1]). Ce serait là, à proprement parler, une espèce de choléra spasmodique; pour y voir ce que l'on appelle le *choléra sec*, il faudrait méconnaître l'existence de la sécrétion intestinale qui, pour n'être pas rejetée au dehors, ne se fait pas moins à la surface des voies digestives.

Choléra paralytique. — Les médecins russes et allemands ont admis une forme paralytique ou apoplectique du choléra ([2]) qui aurait prédominé à Stettin en août 1848, et que M. Contour a observée à Moscou. Elle paraît se rapprocher beaucoup de la forme, d'ailleurs fort rare, dont nous empruntons la description à M. Magendie ([3]). « Le début est en général assez lent; les malades éprouvent seulement une excessive faiblesse, ils refusent les aliments. Dans l'espace de huit jours on les voit tomber dans un accablement profond; les muscles de la face se paralysent; ceux des membres sont dans une résolution complète; l'intelligence perd toute activité, et la mort arrive au milieu de cet anéantissement général de toutes les forces. » Ajoutons, d'après M. le docteur Contour, que les vomissements et les évacuations manquent souvent dans cette forme, et que le ventre est énormément distendu par le liquide sécrété dans les voies digestives, les muscles de l'abdomen, de l'estomac et de l'intestin étant impuissants à le rejeter au dehors.

([1]) *Loc. cit.*, p. 491.
([2]) Grüdner, *loc. cit.*
([3]) *Loc. cit.*, p. 7.

Pour comprendre la nature de ces cas qui aurait sans doute besoin d'être mieux déterminée, il est nécessaire de remarquer qu'ils se rattachent au choléra épidémique par les conditions dans lesquelles ils se développent, et par l'ensemble des phénomènes précurseurs; ils restent néanmoins encore entourés d'une grande obscurité.

CHAPITRE III.

Anatomie pathologique.

Les altérations des organes ou des liquides de l'économie que l'on rencontre dans le choléra épidémique sont loin d'être toujours en rapport avec la multiplicité et la violence des symptômes que nous venons de passer en revue. Il en est cependant que nous devons indiquer comme presque constantes et comme caractéristiques. Ce sont celles qui existent dans la composition du sang, dans l'aspect de la membrane muqueuse gastro-intestinale et des surfaces séreuses, et enfin dans l'état des centres nerveux.

État extérieur.—Si l'on se reporte au tableau que nous avons tracé de la physionomie des cholériques à leurs derniers moments, et si l'on se rappelle que la mort a déjà imprimé sur eux son cachet bien avant qu'ils aient cessé de vivre, on comprendra comment l'aspect extérieur des cadavres diffère si peu de celui des malades. En effet, lorsque ceux-ci ont succombé avant la disparition de la cyanose, la surface des corps garde une coloration violacée inégalement répartie, et qui abandonne graduellement les extrémités inférieures. L'amaigrissement général mais plus marqué surtout à la face; la lividité des narines et des lèvres, la coloration noirâtre et la dessiccation rapide des membranes de l'œil dans les points que les paupières laissent à découvert, constituent des traits caractéristiques propres à faire reconnaître le cadavre d'un cholérique. L'abaissement de température, quelquefois si considérable pendant la vie, explique la lenteur que l'on observe souvent dans le refroidissement qui suit la mort, malgré l'assertion contraire de MM. Gaymard et Gérardin (1). Il est certain qu'un corps placé déjà en équilibre de température avec le milieu environnant, n'a plus à perdre que bien peu de chaleur, relativement surtout à ce qui a lieu chez les sujets morts de maladie autre que le choléra. Il est plus difficile de comprendre, quoi qu'on en ait dit, que la chaleur ait pu se montrer à la face et aux mains, après huit ou dix heures, plus considérable qu'au moment même de la mort. Il n'est pas très rare non plus de rencontrer une rigidité considérable avant que la chaleur ait disparu, ce qui tient à ce que la mort a surpris les muscles dans un état de contraction violente.

État des organes digestifs. — Les altérations que présentent les organes digestifs sont de différente nature, mais toutes également remarquables.

A l'extérieur, la masse intestinale offre un aspect

(1) *Gaz. méd.*, 1832, p. 40.

tout particulier. La surface péritoniale est, dans tous les cas, poisseuse, luisante, comme vernissée, et d'une viscosité telle, que, suivant M. Contour, des filaments blanchâtres, très longs, se forment entre les anses intestinales que l'on sépare. Les vaisseaux mésentériques engorgés communiquent à celles-ci une coloration violacée presque générale. Le calibre des intestins est plus souvent augmenté que diminué.

Le tube digestif contient toujours une certaine quantité de liquide dont se composaient les matières cholériques. Il en est quelquefois rempli dans sa totalité au point que le liquide jaillit fortement à la moindre ponction des intestins distendus. Nous avons déjà indiqué les caractères de cette matière lorsqu'elle est rejetée au-dehors, soit par le vomissement, soit dans les déjections. Il nous reste à signaler quelques particularités révélées par l'autopsie cadavérique. On remarque, en effet, que le liquide diffère un peu, suivant qu'il est contenu dans telle ou telle partie du tube digestif [1]. Dans l'estomac, il est tantôt fluide comme de l'eau, tantôt épais et mélangé d'une substance visqueuse. Dans la partie supérieure de l'intestin, le liquide, considéré d'une manière générale, est fréquemment gris, jaune, jaune verdâtre ou blanc; quelquefois il est rosé, parfois un peu rouge, presque jamais livide; et en même temps épais, d'une consistance laiteuse. Dans la seconde partie il devient fréquemment livide, prend une teinte lilas, et parfois même il a une couleur bleuâtre, et il est beaucoup plus fluide que

[1] Valleix, *loc. cit.*, p. 466.

dans la première portion; parfois même d'une consistance aqueuse. Enfin, dans la troisième partie, il est encore plus fréquemment livide ou de couleur lilas; on l'a vu prendre une couleur chocolat; il offre aussi une fluidité remarquable. » De telle sorte qu'à mesure que l'on examine une portion plus inférieure du canal intestinal, la matière cholérique va en augmentant de coloration et en diminuant de consistance.

Tous les auteurs ont noté la présence d'une matière plus dense qui nage dans le liquide intestinal et qui se concrète aisément. M. Contour, dans ses observations récentes qui lui ont permis de pratiquer, à Moscou, durant la dernière épidémie, un grand nombre d'autopsies, a confirmé ce fait; il a vu adhérer à la surface de la muqueuse intestinale une substance molle, blanche ou grisâtre, ayant parfois l'aspect d'une espèce de colle de teinte variable qui s'enlève par le grattage ou le lavage, et laisse voir à nu la membrane muqueuse. Cette couche adhérente a paru à cet excellent observateur comme aux auteurs du *Compendium* (1), pouvoir être le dépôt de la partie coagulable du liquide cholérique; bien que quelquefois elle soit trop abondante pour ne pas être regardée comme le produit direct d'une nouvelle sécrétion, et que, dans d'autres cas, on la trouve avec ses mêmes caractères sur les membranes muqueuses qui n'ont pas été en contact avec le liquide cholérique.

Dans un ouvrage qu'il vient de publier sur la pathologie du choléra asiatique, M. le docteur Parkes

(1) *Loc. cit.*, p. 244.

a résumé ainsi les caractères du liquide qu'on trouve dans le canal intestinal [1] : « Ce liquide est d'une couleur bleuâtre tirant sur le grisâtre ; plus la maladie a été prolongée, plus la teinte est foncée, circonstance qu'on pourrait attribuer au passage de quelques globules sanguins ; sa consistance est plus ou moins faible dans certaines parties ; celles qui en offre le plus sont disséminées çà et là en forme de caillot, et sont attachées assez fortement à la muqueuse. La sérosité extraite de l'intestin s'épaissit à la chaleur ; ceci cependant est l'exception ; car dans la plupart des expériences, ce liquide, comme celui des selles, n'a pas été coagulable. La réaction a été plusieurs fois alcaline, et le nitrate d'argent a donné un précipité. Les caillots dont on a parlé, traités par la potasse caustique ou le carbonate de soude, ont manifesté beaucoup de solubilité. » Ces expériences sont d'accord avec la plupart des nombreuses analyses auxquelles a été soumise la matière contenue dans l'intestin des cholériques. M. Parkes, en effet, comme Christie [2], Lecanu [3], Lassaigne [4], a trouvé que ce liquide offrait une composition analogue à celle du sérum du sang. Toutefois, il faut remarquer que la coagulabilité à la chaleur a manqué souvent ; et que la réaction donnée par les auteurs comme fortement alcaline, a été indiquée par R. Hermann comme ordinairement acide [5] ; ce qui, il faut le dire, est contraire à presque toutes les autres ob-

(1) Voy. *Union médicale* 1848 ; n° 110, p. 436.

(2) Littré, *loc. cit.*, p. 33.

(3) *Dissert. inaug.*, p. 108.

(4) *Leçons de Magendie*, p. 87.

(5) *Analyses chimiques* de M. R. Hermann, in-4°, p. 16.

servations, et notamment à celles de Rose et Wilstoch, faites à Berlin dans le but précisément de vérifier les résultats annoncés par Hermann. Enfin M. le docteur Burguières, dans des recherches envoyées de Smyrne à l'Académie des sciences (1), a trouvé dans l'estomac une réaction alcaline, circonstance tout à fait opposée à ce que l'on observe dans les autres maladies et dans l'état de santé.

Lorsque la membrane muqueuse du tube digestif est mise à nu, on peut constater les particularités suivantes. La membrane muqueuse est diversement colorée suivant la nature du liquide qui l'imprègne. Elle offre parfois une teinte noirâtre due à de larges ecchymoses que l'on remarque surtout dans le gros intestin. Plus souvent elle présente une coloration rouge plus ou moins vive, admirablement décrite par M. Bouillaud (2), disposée par bandes ou en pointillé et due à la stase du sang. M. Contour, de concert avec M. le professeur Siewruck de Moscou, a répété les expériences que M. Magendie avait instituées dès 1832 (3) pour résoudre la question de la nature congestive ou phlegmasique de ces colorations de l'intestin. Comme le savant physiologiste français, il a vu, en injectant de l'eau par une des artères gastro-épiploïques, le sang céder la place au liquide injecté, et la rougeur de la muqueuse disparaître ; preuve qu'il s'agissait simplement d'une stase sanguine par congestion et non d'une oblitération vasculaire par inflammation.

(1) *Compt.-rend. de l'Acad. des sciences*, 2 oct. 1848.
(2) *Loc. cit.*, p. 252.
(3) *Loc. cit.*, p. 82.

La consistance et l'épaisseur de la muqueuse gastro-intestinale est presque toujours normale. On ne la trouve véritablement enflammée, ramollie, ulcérée, gangrenée même, suivant M. Bouillaud et M. Bonnet ([1]), que dans les cas où, la maladie s'étant prolongée, il est survenu une phlegmasie secondaire.

Les villosités hypertrophiées et saillantes donnent un aspect velouté à la membrane intestinale. On trouve en même temps et d'une manière constante les follicules isolés et agminés notablement développés. Suivant M. Contour, c'est surtout dans la première période de la maladie, et dans l'iléon exclusivement, que l'on trouve les plaques gaufrées ovalaires d'un blanc grisâtre, parfois légèrement injectées. Ces lésions, quoique constantes dans le choléra, ne sont pas caractéristiques et se rencontrent dans un grand nombre d'autres affections aiguës.

Mais il est une altération à laquelle on attache généralement une bien plus grande importance, et qui, mise au premier rang par M. Serres, mériterait au choléra le nom de *psorentérie* ([2]). A la face interne de l'œsophage, de l'estomac, du duodénum dans tout l'intestin grêle, et principalement vers la valvule iléo-cœcale, dans le gros intestin même quoique en moins grand nombre, on voit de petits corps durs, opaques, ordinairement d'un blanc mat, de forme ovalaire, dont le volume varie depuis celui de la pointe d'une épingle jusqu'à celui d'un très

([1]) *Arch. de méd.*, t. XXVIII.

([2]) *Gaz. méd.* 1832, p. 206.

petit pois, et qui sont quelquefois si rapprochés, que toute la membrane muqueuse semble en être couverte. Ils reposent souvent sur une base plus ou moins injectée, et lorsqu'on les incise ils s'affaissent en laissant seulement une petite élevure. Doit-on voir dans cette altération une hypertrophie des follicules isolés, improprement désignés sous le nom de follicules de Brunner, mais qui se rencontrent dans toute l'étendue de l'intestin? Ces corps sont-ils au contraire formés par des villosités intestinales tuméfiées et réunies? MM. Czermak et Hyrtz [1] avaient essayé en vain de faire parvenir dans leur intérieur les injections qui pénétraient facilement dans les villosités, et l'on avait conclu de ces expériences que ces corps étaient tout à fait distincts. Les résultats nouveaux obtenus par MM. Contour et Siewruck doivent faire considérer les choses tout autrement, puisque ces deux habiles anatomistes se sont assurés, à l'aide du microscope, qu'il était facile d'injecter les corpuscules en même temps que les villosités intestinales. Quoi qu'il en soit, cette altération perd beaucoup de sa valeur, si l'on considère, d'une part, qu'elle manque, dans un certain nombre de cas de choléra épidémique, et de l'autre, qu'elle se montre à des degrés divers dans d'autres affections.

Les annexes des organes digestifs ne paraissent être le siége d'aucune lésion particulière.

Le foie est rarement augmenté de volume; le plus souvent il est gorgé de sang noir. La vésicule biliaire est ordinairement distendue par la bile que

[1] Gaymard et Gérardin, *loc. cit.*, p. 158.

l'on trouve épaissie, filante, visqueuse, très foncée. C'est par exception que Jachnichen, Annesley et le docteur Contour, l'ont vue transparente et décolorée. Hermann, qui l'a soumise à l'analyse (1), n'a trouvé de différence entre la bile des cholériques et la bile saine qu'en ce que la première offrait plus de consistance, plus de densité, et contenait une plus grande proportion de résine. Les conduits biliaires ne sont nullement obstrués.

Le pancréas est sans altération notable.

La rate, dans les cas de mort rapide, est petite, dure, ridée à sa surface, de couleur foncée, présentant parfois des ecchymoses, ou même, dans l'épaisseur du tissu, de vrais noyaux apoplectiques. Lorsque la maladie s'est prolongée, on peut la trouver un peu augmentée de volume, moins foncée, et parfois d'un beau rouge vermeil.

État du sang et des organes circulatoires. — L'altération du sang dans le choléra épidémique est tellement frappante, qu'elle a fixé l'attention de tous les observateurs : elle porte en effet sur ses qualités physiques aussi bien que sur sa composition chimique.

Le sang des cholériques est épaissi au point de ne pouvoir s'écouler hors des vaisseaux ; sa consistance est visqueuse et assez analogue à celle du vernis. Il est noir dans les artères, comme dans les veines; et, ainsi que l'a établi M. Rayer (2), le contact même prolongé de l'air atmosphérique le fait rougir avec plus de lenteur et beaucoup plus faiblement

(1) *Loc. cit.*, p. 22.
(2) *Gaz. méd.* 1832, p. 329 et p. 427.

que le sang normal. Abandonné à lui-même, le sang cholérique se coagule ; mais la séparation en sérum et en caillot est fort incomplète ; le caillot est brun, marbré de taches plus ou moins foncées. Malgré quelques observations contradictoires, il ne paraît pas, d'après les recherches de M. Donné (1), que les globules soient altérés dans leur forme. On voit seulement, par une observation d'Hermann (2), que celle-ci se détruit promptement après la mort, et que l'on ne retrouve plus au microscope que des traces imparfaites de globules. L'analyse chimique démontre, dans le sang des cholériques, une diminution notable de la proportion d'eau, des sels neutres, ainsi qu'un abaissement dans le chiffre de l'albumine et de la fibrine. Il est douteux que l'on y trouve de l'urée en notable quantité, même dans les cas où il y a eu suppression d'urine : c'est cependant l'opinion de O'Shaughnessy. Le sérum, qui est beaucoup moins abondant que dans les conditions ordinaires, puisqu'au lieu de 55 p. 100, sa proportion n'est plus que de 33 p. 100, présente une densité considérable ; de 1028, terme moyen, chez l'homme sain, elle s'élève à 1057 d'après les analyses de Thompson et de Hermann (3). La réaction du sérum a paru à O'Shaughnessy (4) moins fortement alcaline que dans l'état de santé, souvent même neutre. C'est bien évidemment par erreur qu'Hermann a avancé que chez les cholériques, le sang donnait un

(1) Bouillaud, *loc. cit.*, p. 216.
(2) *Loc. cit.*, p. 10.
(3) *Loc. cit.*, p. 39.
(4) *Gaz. méd.* 1832, p. 109.

coagulum acide et un sérum alcalin; l'erreur se retrouve en effet au point de départ aussi bien que dans les conséquences; car, contrairement au fait le mieux reconnu, Hermann admet que le sérum est acide à l'état normal; et, d'une autre part, nous avons vu qu'il assigne une réaction acide aux évacuations cholériques, expliquant ce fait par la déperdition de l'acide libre, qu'il dit manquer dans le sérum du sang des cholériques. Toutes les recherches faites à Berlin, en Angleterre, en France, et en dernier lieu à Smyrne, par M. Burguières, concordent sur ce point que le sérum est alcalin ainsi que les évacuations cholériques. Du reste, Hermann était bien près lui-même de reconnaître son erreur quand il cherchait à expliquer les différences de ses résultats par une particularité de l'organisation des Moscovites dont le sang serait acide, tandis que celui des autres nations serait alcalin (1). Quoi qu'il en soit, il résulte de toutes les analyses que l'altération du sang est en rapport avec la nature des évacuations intestinales.

L'état des organes circulatoires répond à la modification que présente le sang. Le cœur est quelquefois diminué de volume et flasque. De petites ecchymoses sont disséminées en assez grand nombre sur le péricarde, dont la surface est quelquefois visqueuse. Les cavités gauches sont presque toujours vides, et leurs parois contractées. Quelquefois elles renferment un peu de sang, soit liquide, soit coagulé. Les cavités droites sont distendues par un sang noir, rarement fluide, mais plutôt complété-

(1) *Loc. cit.*, p. 37.

ment coagulé, et rappelant assez bien l'aspect du raisiné; parfois on rencontre des caillots fibrineux bien formés et décolorés. Les artères sont le plus souvent à peu près vides, c'est à peine si on y trouve une faible quantité de sang épais et noirâtre. Chez les individus qui ont succombé dans la première période, le système veineux est toujours gorgé de sang noir et visqueux, que M. Contour compare à du goudron semi-liquide. Il existe quelquefois des cordons fibrineux, très résistants, qui se ramifient dans les vaisseaux.

État des organes respiratoires. — Les plèvres sont, comme les autres membranes séreuses, le siége d'une altération extrêmement fréquente, sinon constante, et qui consiste dans le dépôt, à leur surface, d'une substance glutineuse et filante. De petites ecchymoses se montrent parfois dans le tissu cellulaire sous-pleural.

Les poumons sont souvent sains, souvent aussi ils offrent à la partie postérieure un engorgement plus ou moins considérable, formé par un liquide poisseux, d'une couleur rouge-foncé; et qui, dans quelques cas, va jusqu'à former des noyaux d'apoplexie pulmonaire. On doit rapporter aux affections secondaires, ou considérer comme de véritables complications, l'inflammation des poumons et les épanchements pleurétiques qui peuvent se rencontrer.

Les voies aériennes offrent, en général, à l'intérieur la coloration qui résulte d'une forte congestion sanguine. Elles contiennent souvent des mucosités blanches, visqueuses et filantes, ou, comme l'a indiqué M. Bouillaud et plus récemment M. Contour, une matière blanche, crémeuse, tout à fait analogue à la matière qui tapisse la paroi interne de l'intestin. Ce dernier observateur a fait une remarque qui paraîtra sans doute fort importante au point de vue étiologique, c'est la rareté des tubercules pulmonaires, qu'il aurait trouvés à peine trois ou quatre fois sur plus de cinquante autopsies de cholériques examinés dans les hôpitaux de Moscou.

État des centres nerveux. — Les altérations que présente l'appareil cérébro-spinal méritent une attention particulière; car, si elles sont loin de rendre compte des accidents nerveux formidables que l'on observe dans le choléra épidémique, elles sont cependant de nature à faire mieux comprendre certains phénomènes de la maladie.

Les sinus de la dure-mère cérébrale et rachidienne sont à peu près constamment gorgés de sang noir, quelquefois coagulé et adhérent à leurs parois. L'arachnoïde est enduite d'une sorte de vernis poisseux. Dans le canal rachidien, elle a présenté à plusieurs observateurs placés dans les conditions les plus différentes, à Jachnichen et à Markus [1], ainsi qu'à M. Contour, de petites granulations blanchâtres, irrégulières, dures, cartilagineuses, du diamètre d'une graine de moutarde à celui d'une lentille, et qui, examinées au microscope, paraissent avoir la structure des fibro-cartilages. La pie-mère est, dans toute son étendue, infiltrée de sérosité, et congestionnée par un sang noir et visqueux. Cette congestion est d'autant plus considérable, que la

(1) Littré, *loc. cit.*, p. 28.

mort a été plus rapide. Des dépôts de lymphe plastique se forment, tantôt sur le trajet des vaisseaux, tantôt dans des points variables et dans les intervalles des circonvolutions. Parfois des ecchymoses se trouvent disséminées dans l'épaisseur de cette membrane vasculaire.

La substance nerveuse, soit du cerveau, soit de la moelle, qui est souvent intacte, a paru le plus ordinairement à M. Contour d'une consistance et d'un volume sensiblement augmentés. Elle est d'ailleurs le siége d'une congestion et d'une turgescence sanguine presque générale. Cet état, déjà indiqué par M. Baron sur les très jeunes enfants (1), semble, du reste, propre à la première période. Pour peu que la mort se soit fait attendre, il n'est pas rare de trouver, au contraire, un ramollissement plus ou moins étendu des centres nerveux. Enfin les phlegmasies secondaires des méninges et du cerveau ou de la moelle se rencontrent assez fréquemment à la fin de la deuxième période.

Le système nerveux ganglionnaire ne présente aucune altération qui mérite d'être notée.

État des organes locomoteurs. — Les muscles, souvent gorgés de sang, retiennent parfois cette consistance poisseuse propre aux organes injectés de sang cholérique.

M. Bégin a signalé (2) une coloration rouge-brun très marquée des os et des dents chez les cholériques qui ont succombé dans la période asphyxique.

(1) *Arch. gén. de méd.*, t. XXX, p. 355.
(2) *Gaz. méd.* 1832, p. 219.

Ce fait, confirmé par un grand nombre d'observations, n'est du reste pas constant.

État des organes génito-urinaires. — Les reins n'offrent rien autre chose que la congestion sanguine commune à tous les viscères. La vessie, chez les individus morts dans la période algide, est constamment revenue sur elle-même et fortement contractée.

En résumé, il est facile de voir le lien qui unit entre elles ces nombreuses et très diverses lésions, en les rattachant à certains phénomènes observés pendant la vie. Le changement profond que le sang subit dans sa composition; cette diminution du sérum et de la quantité des sels qui rend plus difficile l'oxygénation, et la circulation du sang expliquent la tendance à l'asphyxie, et la stase sanguine que l'on rencontre dans tous les tissus, dans tous les organes et particulièrement dans le système nerveux. Il faut ajouter à cet état du sang les altérations de la membrane muqueuse intestinale qui, outre cette sécrétion immodérée et toute spéciale qui se lie si étroitement au changement de composition du sang, présente encore une congestion si étendue et un développement anormal des cryptes mucipares et des villosités du tube digestif. Enfin, on doit remarquer que, parmi les lésions qui existent chez les cholériques, il en est qui correspondent aux affections secondaires et aux complications que nous avons indiquées dans la description de la maladie.

CHAPITRE IV.

Relation sommaire des épidémies de Choléra.

On n'aurait du choléra épidémique qu'une notion fort incomplète, si l'on se bornait à l'exposé des caractères généraux de la maladie en négligeant l'histoire particulière des épidémies de choléra. C'est, en effet, seulement dans l'étude de ces épidémies qu'il sera possible de saisir les traits distinctifs, la physionomie singulière, peut-être même la nature du fléau dont nous nous occupons. Nous ne croyons cependant pas utile d'entrer dans tous les détails que comporte ce sujet; il nous suffira de tracer une relation sommaire des principales épidémies, en insistant presque uniquement sur celles qui ont sévi en Europe et d'une manière toute spéciale sur l'épidémie qui a ravagé la France. Nous nous attacherons surtout aux faits les plus récents, à ceux qui, moins connus, peuvent offrir plus d'intérêt et ajouter aux enseignements que nous avons déjà reçus.

De l'étude comparative des différentes épidémies de choléra, nous nous efforcerons de déduire quelques considérations générales sur l'itinéraire et la nature des lieux que parcourt le choléra épidémique, sur son mode de propagation, sur les phénomènes qui l'accompagnent, et enfin sur la mortalité qui a marqué son passage.

Pour faciliter l'intelligence de cette relation ,

nous diviserons les épidémies de choléra en quatre périodes :

A. Épidémies antérieures à 1830.

B. Épidémies observées de 1830 à 1832 : 1° en Orient et dans le nord de l'Europe ; 2° à Paris ; 3° en France.

C. Épidémies observées de 1832 à 1836 en Amérique, en Europe, en France.

D. Épidémies de 1845 à 1848 (1).

ÉPIDÉMIES ANTÉRIEURES A 1830.

Le choléra-morbus est resté longtemps borné aux lieux où il avait pris naissance; mais, dans ces lieux mêmes, il semble qu'il n'ait sévi, dans l'origine, que sous la forme d'une maladie endémique plus ou moins circonscrite autour des bouches du Gange. Cependant, dès la fin du XVIe siècle et dans le cours du XVIIe, nous avons vu que le choléra épidémique avait été observé sur différents points isolés de l'Europe (2). Il n'est guère possible, toutefois, de suivre de ce côté la marche d'une maladie sur laquelle nous ne possédons pas de données assez précises. C'est presque exclusivement dans l'Inde que nous devons chercher les premières traces bien déterminées du fléau. Or, de 1770 à 1790, on signale le choléra sous forme épidémique, à l'extrémité méridionale de l'Hindoustan, le long de la côte de Co-

(1) Il est presque indispensable de suivre sur la carte cette relation des épidémies de choléra dans laquelle ont dû trouver place des détails géographiques que nous nous sommes d'ailleurs efforcé d'abréger et de rendre le moins arides possible.

(2) Voy. p. 5.

romandel, aux environs de Madras, et même plus au sud, à Pondichéry, à Trinquemale dans l'île de Ceylan. Elle sévit ainsi à plusieurs reprises, notamment dans les campements anglais. Néanmoins, pendant toute cette période, les invasions de choléra n'avaient d'autre caractère que celui d'épidémies partielles, peu étendues, renfermées dans un cercle assez étroit et d'ailleurs beaucoup moins graves que celles qui ont suivi.

C'est à une époque bien voisine de nous, à l'année 1817, que l'on fait remonter la date de cette tendance nouvelle à marcher en avant, qu'a présentée le choléra, et de l'impulsion extraordinaire qu'il a reçue; et c'est au Bengale, vers l'embouchure du Gange, qu'a débuté l'épidémie qui devait prendre une si étonnante extension, et donner le signal d'éruptions si nombreuses et si meurtrières [1].

Vers le mois de mai 1817, après des pluies torrentielles, le choléra éclata à l'extrémité orientale de l'Hindoustan, sur les rives du Brahmapoutra, d'où il s'étendit le long des affluents du Gange, ravageant particulièrement Jessore, Patna, Calcutta. Après s'être successivement montré dans toute l'étendue de la frontière qui sépare le Bengale de l'empire Birman, il se porta vers l'Ouest, et atteignit en novembre l'armée anglaise sur les bords de la petite rivière du Sind, dans le district de Malva.

[1] Dans l'analyse que nous allons faire des différentes relations du choléra épidémique, avant 1830, nous avons mis surtout à profit le savant ouvrage de M. Moreau de Jonnès, auquel nous renvoyons pour de plus amples détails. (*Rapport sur le choléra-morbus*. Paris, 1831, 2e partie.)

On évalue au dixième des troupes le nombre des victimes. Les Européens résistaient mieux que les indigènes. Cependant, l'invasion était si soudaine et si violente, que les hommes qui tombaient de cheval ne pouvaient se relever et que les chemins étaient couverts de morts et de mourants (1).

Depuis cette époque, le choléra épidémique ne cessa d'étendre ses ravages, dans tous les sens, à tous les points de l'Hindoustan, depuis la chaîne de l'Himalaya, à 1,500 mètres au-dessus du niveau de la mer jusqu'au Carnatic, à l'extrémité de la péninsule Indienne; depuis la côte orientale jusqu'à la côte occidentale, se montrant de 1817 à 1818 successivement ou simultanément, à Calcutta, à Madras, à Bombay. De là, se propageant vers les régions orientales de l'Asie, et jusque dans les archipels de la mer de la Chine et du grand Océan, il se montra dès 1818 à Malacca, à Manille, dans les Philippines, aux îles Moluques, et même en 1819 et 1820 à l'Ile-de-France et à Bourbon, enlevant dans la première un douzième de la population; enfin plus tard, en Chine, à Macao et à Canton d'abord, puis en dernier lieu, en 1823, à Nanking et à Peking, pénétrant dans ces vastes régions, soit par le littoral maritime, soit en remontant le cours des fleuves. D'un autre côté et vers le même temps, de la côte occidentale de l'Hindoustan, le choléra épidémique traversait le golfe d'Oman, et frappait, en 1821, Maskate, à la pointe de l'Arabie. Il s'étendait presque aussitôt le long des bords du golfe Persique, et, par une progression constante, entrant en Perse,

(1) *Asiatic journal*, t. XVI, p. 534.

il continuait sa marche dans la direction du nord-ouest vers la Syrie, vers la Turquie d'Asie, et à la fin jusqu'aux bords de la mer Caspienne et de la Méditerranée.

Jusque-là, le choléra épidémique n'avait pas encore paru en Europe; mais on le voit pendant six années écoulées, depuis qu'il avait quitté son point de départ, il n'avait cessé de faire des progrès, et des districts de l'Inde il avait reculé peu à peu les bornes de son empire, qui ne comprenait pas moins de 60 degrés en latitude (du 20e sud au 40e nord), et de 95 degrés de longitude (du 35e au 130e longitude orientale); c'est-à-dire du nord au midi et de l'est à l'ouest, près de 7 à 800 myriamètres. Durant cet espace de temps, les épidémies de choléra s'étaient multipliées d'une manière vraiment effrayante; car, une fois qu'il eut paru dans les divers points que nous avons signalés, il ne les abandonnait plus, et d'après des relevés authentiques, qui sont peut-être encore au-dessous de la vérité, M. Moreau de Jonnès [1] ne craint pas de porter à 385 le chiffre des irruptions que fit le choléra en Asie de 1817 à 1823.

Dans ces différentes épidémies, l'on peut voir le fléau traverser les lieux les plus divers, depuis le delta marécageux du Gange jusqu'aux plaines desséchées de la Perse et de l'Arabie, depuis les bords de l'Océan jusqu'aux versants des monts Himalaya, frappant indistinctement les races et les classes d'hommes les plus dissemblables. La mortalité était d'ailleurs considérable; presque jamais elle ne fut

[1] *Loc. cit.*, p. 337.

au-dessous du tiers des malades ; généralement elle a été de plus de moitié et assez souvent des deux tiers. On a remarqué que dans sa marche le choléra avait suivi le plus souvent les grandes voies de communication, et pénétré dans les continents en remontant le cours des fleuves, le Gange, l'Iraouady, le Mei-nam, le Tigre et l'Euphrate. Du reste, bien que les progrès du choléra aient été incessants durant l'espace de temps que nous avons indiqué, la durée de l'épidémie n'a pas été constante dans chaque localité ; presque toujours, en effet, et presque partout, la saison d'hiver arrêtait son activité et suspendait ses coups.

Nous avons laissé le choléra en 1823 sur les bords de la mer Caspienne et sur les frontières de la Géorgie; c'est par cette double voie qu'il fit pour la première fois et à quelques semaines de distance son entrée en Europe. Après une apparition aux pieds du Caucase, dans la province de Chirvan, à Chamakha et à Salian qui perdirent, l'une 40 personnes sur une population de 6,000 âmes, l'autre 30 sur 2,000 ; au mois de septembre de cette même année 1823, le choléra éclatait à Astrakhan aux bouches du Volga. Il n'y séjourna que six semaines environ ; mais, dans ce court espace, sur 216 personnes atteintes, 144 succombèrent. Il y avait été précédé par une épizootie et par des brouillards épais, d'une odeur insupportable.

Cette première irruption du choléra en Europe ne devait pas avoir de suite immédiate, et n'était, en quelque sorte, qu'un avertissement pour l'avenir. En effet, on voit la maladie revenir sur ses pas et se renfermer de nouveau dans les lieux où elle a pris naissance, en continuant pour ainsi dire périodiquement, de 1824 à 1829, ses ravages dans l'Hindoustan, notamment au Bengale et sur les côtes de Coromandel et du Malabar, d'où elle ne s'éloigne que pour se jeter accidentellement dans le nord de l'Asie, et à deux reprises, en 1828 et en 1829, dans la province d'Orenbourg, sur la frontière orientale de la Russie d'Europe, où son invasion, tout à fait inattendue, coïncida avec l'arrivée des caravanes venant de la haute Asie.

ÉPIDÉMIES DE 1830 A 1832.

Dans cette seconde époque du choléra épidémique nous allons le voir, arrivé par le même chemin aux limites de l'Europe, les franchir de nouveau, mais cette fois, sans s'arrêter, sans reculer d'un pas, et venir enfin, après avoir traversé la Russie, l'Allemagne, l'Angleterre, fondre sur notre pays et décimer Paris et la France. Nous le suivrons donc : 1° en Orient et dans le nord de l'Europe; 2° à Paris; 3° dans les différentes provinces de la France.

1° *En Orient et dans le nord de l'Europe.*

La route qui, déjà une fois, avait conduit le choléra en Europe, est celle qu'il suivit encore lorsque, parcourant de nouveau, en 1829 et au printemps de 1830, le nord de l'Hindoustan et la Perse, il arriva sur les confins de ce royaume et envahit Tauris au mois de juin de cette dernière année. Peu de jours après, il entrait de nouveau dans l'empire russe, à Sallian, et le 13 juin 1830 ([1]) il était à Tiflis, au centre de la Géorgie, prêt à franchir le Caucase, pendant que d'un autre côté il s'étendait le long du rivage de la mer Caspienne. Dès ce moment le choléra ne cessa d'avancer vers le nord. Suivant simultanément trois lignes presque parallèles, l'une à l'est, l'autre au centre, la dernière à l'ouest, il se porta par la première sur Astrakhan, où il arrivait le 1er août, Penza le 29 du même mois, et Kazan le 21 septembre; par la seconde, de Tiflis à Moscou, où il éclatait le 30 septembre 1830; par la troisième, enfin, à Kiev qu'il atteignait le 26 décembre, pour s'étendre de là à Mohilev au commencement du mois de janvier 1831. On aurait une idée fort inexacte de la marche du choléra dans ces contrées, si l'on pensait qu'elle a été aussi régulière que l'indiquent les points de départ et d'arrivée, ainsi que les dates d'apparition aux deux extrémités des lignes que nous venons de tracer. Bien des villes placées dans l'intervalle ont été envahies sans ordre fixe; mais hâtons-nous d'ajouter que bien peu ont été épargnées.

En même temps que le choléra marchait vers le nord de l'Empire, il s'était propagé sur les bords de la mer Noire et ravageait la Russie méridionale jusqu'à Odessa. Des bouches du Dniester, il menaçait ainsi l'Autriche. Il est à noter également que

([1]) Les dates que nous consignons ici seront toutes rapportées à notre calendrier, qui, comme chacun sait, est de douze jours en avance sur le calendrier russe. Cette rectification nécessaire à l'uniformité du récit devait être indiquée pour expliquer les différences qui se trouveront sur ce point entre notre relation et celle des autres auteurs.

l'épidémie avait passé à la fois en Europe et en Arabie, avait dévasté la Mecque, reparu à Damas, d'où elle s'était jetée sur l'Égypte.

Au centre de l'empire russe, et dans la vieille capitale des Czars, cette première invasion du choléra épidémique atteignit en deux mois 8,130 individus, dont 4,385 périrent. Et cependant, comme il importe de le remarquer, les précautions les plus sévères avaient été prises contre la contagion, généralement admise, de la maladie. Des quarantaines rigoureuses étaient établies, non seulement entre chaque localité, mais dans l'intérieur même des villes. A Moscou, en particulier, la population fut divisée en quarante-sept quartiers séparés par des barrières et des corps-de-garde, et complètement isolés les uns des autres [1]. Les maisons suspectes étaient séquestrées. Ces mesures excessives furent continuées jusqu'à la fin d'avril 1831.

L'époque des plus grands froids suspendit la marche du choléra, mais, pour ainsi dire, sans qu'il perdît ses positions ; car on le voit recommencer ses progrès avant même la fin de l'hiver. A partir des derniers jours de janvier 1831, l'épidémie s'étend de Kiev à travers les provinces occidentales de la Russie, la Podolie et la Volhinie, jusqu'aux frontières de la Pologne, qu'elle franchit au commencement du mois de mars, à la suite de corps de troupes dirigés sur Varsovie. Elle se développait dans cette ville le 14 avril. De ce point, le fléau s'étendit rapidement sur tout le territoire de la Pologne, et particulièrement sur le théâtre de la guerre

(1) Moreau de Jonnès, *loc. cit.*, p. 296.

où les grands rassemblements des armées russe et polonaise lui fournirent un nombre considérable de victimes.

Dans le même temps le choléra épidémique faisait les mêmes progrès du côté de la Moldavie et de la Gallicie, envahissant Jassi le 10 mai. D'un autre côté, à l'autre extrémité de la Russie, il marchait vers les rives de la Baltique, et atteignait les provinces de Courlande et de Livonie ; le 1er juin il était à Riga, et le 28 du même mois à Saint-Pétersbourg (1), malgré le rétablissement des cordons sanitaires, supprimés de 1830 à 1831. Le dixième jour de l'épidémie, il y avait déjà dans la capitale de l'empire plus de 300 malades. Le nombre total s'éleva à 13,152 malades, et 9,258 morts sur 430,000 habitants. On avait pris cependant contre la contagion les mêmes précautions qu'à Moscou. De Saint-Pétersbourg, le choléra gagna plus tard Kronstadt, Revel le 20 août et tout à fait au nord jusqu'à Arkhangelsks, où, en cinq semaines, il atteignit 2,000 personnes, et fit 1,200 victimes sur une population de 19,000 âmes. La Vistule le portait jusqu'à son embouchure à Danzig, où il s'introduisait le 26 mai. Enfin la Prusse et l'Autriche étaient frappées à la fois en Silésie et en Gallicie, s'avançant dans ces contrées, ravageant Lemberg où 357 personnes succombaient en cinq jours ; il traversait les monts Krapacks, et marchait vers la Hongrie, pendant qu'il touchait à la Prusse par le grand-duché de Posen, et par Kœnisberg qu'il atteignait le 29 juillet.

Dès lors le choléra était au cœur même de l'Europe

(1) Grünberg, *loc. cit.*, p. 43.

et à quelques jours de distance, les deux grandes capitales, Berlin et Vienne, étaient simultanément atteintes par le fléau, qui ne devait épargner ni Londres ni Paris.

C'est le 31 août 1831 que l'épidémie débute à Berlin (1), et il ne paraît pas qu'elle y ait été aussi cruelle que dans d'autres régions. Depuis le jour de l'invasion jusqu'au 12 décembre suivant, on compte 2,230 malades et 1,407 morts sur une population de 225,000 âmes. Chez le plus grand nombre de ces malades, suivant le professeur Horn, à qui nous empruntons ces détails, on a pu établir, de la manière la plus positive, l'influence de causes occasionnelles, telles que de grossiers écarts de régime, de violents refroidissements, des coliques et des diarrhées négligées. La majeure partie des cas de choléra s'est montrée dans des rues obscures, presque inaccessibles aux rayons du soleil et aux vents; dans des habitations basses, humides, qui souvent étaient encombrées, et surtout dans celles qui sont situées immédiatement au bord de l'eau, tandis que les quartiers composés de maisons vastes, aérées et de rues largement ouvertes ont été, à quelques exceptions près, préservées du fléau. Le savant M. Horn n'a rien observé qui lui parût favorable à la contagion. On n'a rencontré notamment qu'un petit nombre de cas isolés de choléra parmi le personnel médical, les infirmiers et les gardes-malades.

A Vienne (2), après quelques cas douteux, signa-

(1) Lettre du professeur Horn. *Annales d'hygiène et de médecine légale*, t. VI, p. 474.

(2) Lettre sur le choléra de Vienne, par le baron de Montbel. *Revue des deux Mondes*, avril 1832, p. 240.

lés dès les premiers jours du mois d'août 1831, le fléau éclate subitement le 14 septembre à la suite d'une nuit d'orage, après avoir franchi, sans être arrêté par de nombreux cordons sanitaires, des espaces considérables qu'il avait respectés. Son apparition, contrairement à ce qui a eu lieu à Berlin, se fait d'abord dans l'un des quartiers les plus élevés et les plus opulents, et la maladie sévit principalement sur les personnes les plus aisées. Le mal, à Vienne, a gardé, moins longtemps que partout ailleurs, son caractère de malignité rapide. Il y a eu moins de ces morts presque foudroyantes qu'on a signalées dans d'autres localités; et sur une population de moins de 300,000 âmes, il n'est mort en six mois que 2,000 cholériques.

De ces deux centres l'épidémie s'étend, d'une part, en Hongrie et en Transylvanie, où ses énormes ravages poussent au délire les populations décimées. On dit que sur 9 millions 500,000 habitants, la Hongrie en a perdu plus de 250,000. D'une autre part, en Prusse, le choléra fait explosion à Breslau le 23 septembre 1831; et se portant sur le littoral de la Baltique, de Danzig à Hambourg, il s'élance bientôt par delà la mer du Nord, et envahit l'Angleterre par le port de Sunderland, à peu de distance de la frontière d'Écosse, où il se développe le 4 novembre 1831, et où, sur une population de 30,000 âmes, il y eut 536 malades et 202 morts.

Cependant l'hiver arrête encore les progrès du choléra, et c'est seulement au mois de février de l'année suivante, que la maladie se réveillant, s'étend d'abord en Écosse et en Angleterre, paraissant à Glascow le 12 février et à Londres le 8 février

1832. Dans cette immense cité, pendant les trois premières semaines l'épidémie se développe avec lenteur, et trois mois après l'invasion il n'y avait eu que 2554 personnes atteintes et 1445 avaient succombé. On voit que si, au sein d'une population comme celle de Londres, le fléau a frappé un si petit nombre d'individus, ses coups n'ont pas été moins meurtriers.

Le choléra était arrivé en vue de la France, sur laquelle il allait fondre si prochainement. Mais avant de le suivre dans notre pays, nous devons anticiper sur la marche du temps et montrer ce qu'est devenue dans le nord de l'Europe cette longue et funeste épidémie.

Ranimé au printemps dans presque tous les pays qu'il avait parcourus, en avril 1832, sans parler de la France, le choléra sévissait en Autriche, en Prusse, en Angleterre, en Irlande et en Belgique. Au commencement du mois de mai il était sur les frontières de la Suisse, qui, par une heureuse fortune, a été épargnée dans tous les temps et dans toutes les irruptions de choléra. Vers la fin du même mois on retrouvait la maladie en Moravie. En juin 1832, on signalait une recrudescence à Odessa et à Vienne, et une première apparition en Hollande, à Rotterdam et en Saxe. Au 1er juillet, en même temps qu'était officiellement annoncée à Saint-Pétersbourg la cessation du choléra dans toute l'étendue de l'empire, le mal faisait explosion dans les duchés de Schleswig et de Holstein, et reparaissait avec plus de violence à Hambourg et à Altona. Il en était de même à Londres. Le 13 juillet il se montrait à La Haye ; Amsterdam n'était atteint qu'un mois plus tard, le 14 août. Vers la même époque, l'épidémie éclatait à Mayence et bientôt à Aix-la-Chapelle.

La fin du mois d'août est signalée par la réapparition du choléra en Russie, non seulement aux environs de Saint-Pétersbourg à Kronstadt, mais encore au midi sur les bords de la mer de Marmara. La peste régnait alors à Constantinople, où parurent simultanément, au commencement de septembre 1832, quelques cas de choléra. Ces deux fléaux réunis n'ont, du reste, présenté l'un et l'autre qu'une médiocre intensité, et n'ont pas amené les effroyables désastres qu'on aurait pu craindre.

Enfin, jusqu'au mois d'octobre, la Suède et la Norwége avaient été complétement préservées, malgré des communications non interrompues avec tous les ports de la mer du Nord et du golfe de Finlande, avec Hambourg, Sunderland, Newcastle; des quarantaines sévères étaient d'ailleurs établies. Mais le 16 octobre, la maladie se déclara sur deux ou trois points des côtes de Norwége auxquels elle resta bornée.

Presque partout cette longue épidémie touchait à sa fin; elle se ranimait pourtant à Berlin au mois de novembre de cette année 1832. Nous l'apprécierons dans son ensemble après l'avoir suivie à Paris et dans le reste de la France.

2° *à Paris* (1).

Des côtes d'Angleterre le choléra menaçait la

(1) Les détails dans lesquels nous allons entrer peuvent être regardés comme authentiques; ils sont tirés du *Rapport sur la marche et les effets du choléra-morbus dans Paris* (in-4°, Paris, 1834), œuvre excellente d'une commission administrative et médicale établie par les autorités du département de la Seine.

France; déjà quelques cas isolés et constatés peut-être d'une manière insuffisante avaient pu faire pressentir son invasion prochaine. Il en avait été signalé deux à Lisieux vers le milieu de janvier de l'année 1832; et deux à Paris le 6 janvier et le 13 février. L'épidémie véritable ne parut en réalité que le 15 mars 1832 [1] à Calais d'où elle s'élança directement et sans intermédiaire sur Paris. Elle y éclatait le 26 mars près de sept semaines après son invasion à Londres.

Quatre personnes furent frappées tout à coup presque simultanément et moururent en peu d'heures,

[1] Nous devons relever ici une faute d'impression qui se trouve dans le *Rapport officiel* de la commission du département de la Seine, et qui a été reproduite dans plusieurs ouvrages très estimables, notamment dans le *Compendium de médecine* et dans le récent mémoire de M. Monneret. On lit en note, à la page 12 du rapport, dans un passage correspondant à l'explosion du choléra à Calais, « le 15 mars 1831 » ; et notre savant collègue a cru pouvoir fonder sur cette fausse date une conjecture relative à la marche probable que doit suivre ultérieurement l'épidémie de 1848. En effet, M. Monneret s'exprime ainsi : « Il serait difficile de dire à quelle époque le choléra pourra se manifester à Paris. Le 15 mars 1831, il éclatait à Calais, et *un an après seulement*, *le* 26 *mars* 1832, il arrivait à Paris, etc... » Or, pour bien démontrer que la première date a été altérée, il suffira de citer textuellement et en entier la phrase du rapport officiel à laquelle se rapporte la note en question. Après l'énumération des lieux visités par le fléau en 1831, se trouvent ces mots : « Et continuant toujours ses effrayants progrès, il traverse la mer, » se montre en Angleterre, d'où, franchissant le détroit, il passe en » France, éclate à Calais et *bientôt* à Paris... » C'est donc bien, comme on le voit, le 15 mars de l'année 1832 et non de l'année 1831 que le choléra parut à Calais, onze jours seulement avant son explosion à Paris.

Nous n'avons insisté sur cette rectification qu'à cause de l'importance que prend une inexactitude de cette nature accréditée par le rapport de la commission centrale et reproduite par un auteur aussi justement recommandable que M. Monneret.

dans la rue Mazarine, dans les quartiers de la Cité, de l'Hôtel-de-Ville et de l'Arsenal. Dès le 31 mars, cinquième jour de l'invasion, il y avait déjà à Paris 300 malades, et sur les 48 quartiers de la ville, 35 étaient envahis. Le troisième arrondissement était seul épargné. Du 31 mars au 1er avril, l'épidémie se répandit dans toute la capitale. Elle atteignit son maximum au 9 avril, jour où il y eut 814 décès. Le 14 du même mois, dix-huit jours après le début, le fléau était arrivé à un tel degré qu'on comptait 12 à 13,000 malades et 7,000 morts. L'épidémie resta stationnaire durant six jours environ.

A dater de ce moment le mal commença à décroître ; les décès tombèrent de 756 à 651 ; le 30 avril, ils étaient à 114 ; et du 17 mai au 17 juin on n'en comptait plus que 15 à 20 par jour.

Cependant vers la fin de ce dernier mois, le troisième de l'épidémie, et au commencement de juillet, une recrudescence très grave se manifeste. Le 9 juillet 71 personnes succombent ; le 18, la mortalité est remontée à 225. Cette recrudescence dura peu ; et dès le 28 juillet il n'y avait plus que 25 à 30 morts chaque jour. La maladie se tint dans ces limites pendant toute la durée d'août et le commencement de septembre : époque à laquelle elle diminua sensiblement ; le 1er octobre on put la considérer comme éteinte. Cette seconde phase de l'épidémie présenta à la fois une durée plus longue et une intensité moins grande que la première. Toutes deux sévirent d'ailleurs également dans les mêmes parties de la ville.

La durée totale du choléra épidémique à Paris avait été de plus de six mois, du 26 mars au 30 septembre, « d'un équinoxe à l'autre. » La période d'accroissement a été de quinze jours et la période de décroissance de soixante-deux ; rapport que confirme l'histoire de toutes les épidémies qui mettent constamment plus de temps à diminuer qu'à s'accroître. Dans la première période on voyait périr plus des deux cinquièmes des malades ; mais à compter du 20 avril, la proportion ne fut plus que de moitié. Au commencement du mois, elle formait le tiers et plus tard une fraction moindre encore. De nombreuses oscillations se montrèrent d'ailleurs dans le chiffre de la mortalité, surtout durant la période décroissante et à la fin de l'épidémie.

Dès le 28 mars, le choléra s'était étendu de Paris à la banlieue, et le 31 il y avait déjà des malades et des morts dans neuf communes rurales (Charonne, Saint-Denis, la Chapelle, Puteaux, Arcueil, Vanves, Vaugirard, Grenelle et Passy). Dans tout le cours de l'épidémie, sur les quatre-vingts communes du département de la Seine, trois seulement ont été complétement épargnées par le fléau : Drancy, dans l'arrondissement de Saint-Denis, Chatenay et le Plessis-Piquet dans celui de Sceaux.

En 1832, la population de Paris était de 785,862 habitants, et celle du département de 945,698 ; sur ce nombre, le choléra a coûté à la capitale de la France, en tout 18,402 victimes, dont 12,733 pour le seul mois d'avril ; ce qui donne un rapport de 23,42 décès sur 1,000 habitants. La mortalité a été sensiblement égale entre les deux sexes. Le plus grand nombre des victimes a été fourni : 1° par les adultes de 30 à 60 ans (457 sur 1000 décès) ;

2° viennent en second lieu les vieillards de 60 à 100 ans (301/1000) ; 3° les jeunes gens de 15 à 30 ans (138/1000); 4° les enfants de 1 à 5 ans (71/1000); 5° enfin ceux de 5 à 15 ans (32/1000). Mais si l'on compare le nombre des victimes de chaque âge à celui des vivants du même âge, on trouve que la première enfance est plus maltraitée que la seconde et que l'adolescence ; l'âge mûr l'est plus que les âges qui précèdent ; la vieillesse, enfin, plus que tous les autres. Une observation particulière, qui n'est pas sans importance, est relative aux effets du choléra sur la population militaire de Paris. La garnison, lors de l'explosion de l'épidémie, était de 31,598 hommes, dont 811 périrent, c'est-à-dire 25,8 sur 1,000, malgré les mesures hygiéniques qui furent ordonnées avec beaucoup de sagesse. La commission centrale, qui consigne ce fait dans son rapport si complet et si riche, n'hésite pas à attribuer cette mortalité, plus forte que celle de la population civile, à l'extrême insalubrité d'un grand nombre de casernes. La mortalité ordinaire ne fut pas diminuée tant que dura l'épidémie ; en effet, le nombre total des décès a été, pour 1832, de 44,119, sur lesquels 18,402 causés par le choléra. C'est donc 25,717 qui restent pour la mortalité ordinaire, chiffre sensiblement égal à celui de 25,300 qui représente la moyenne annuelle des dix années précédentes.

Enfin, pour terminer cette relation de l'épidémie de Paris, il nous a paru intéressant de rechercher quelle a été la mortalité relative, non seulement dans les douze arrondissements, mais encore dans les quarante-huit quartiers de la ville. C'est à cet effet que nous avons dressé les deux tableaux suivants :

Mortalité relative dans les douze arrondissements de Paris, pendant l'épidémie de 1832.

1.	IXe arrondissement,		45,87	décès sur 1000	habitants.
2.	Xe	—	29,28	—	—
3.	VIIe	—	29,20	—	—
4.	XIIe	—	28,32	—	—
5.	VIIIe	—	27,44	—	—
6.	XIe	—	26.67	—	—
7.	IVe	—	18,45	—	—
8.	VIe	—	16,12	—	—
9.	Ve	—	14,90	—	—
10.	Ier	—	12,21	—	—
11.	IIIe	—	11,14	—	—
12.	IIe	—	9,39	—	—

Mortalité relative dans les différents quartiers de Paris, pendant l'épidémie de 1832.

1.	Hôtel-de-Ville,	53	sur 1000.	25.	Pal.-de-Justice	20	sur 1000.
2.	Cité.	52	—	26.	Faub. St-Denis.	19	—
3.	Des Arcis . . .	42	—	27.	Saint-Marcel. .	19	—
4.	De l'Arsenal. .	41	—	28.	Du Temple . .	18	—
5.	Du Jard. des Pl.	38	—	29.	Champs - Élys.	17	—
6.	St-Thom.-d'Aq.	38	—	30.	L'Observatoire.	16	—
7.	Saint-Jacques .	36	—	31.	Faub. du Roule	14	—
8.	Des Invalides .	34	—	32.	Saint-Honoré .	14	—
9.	Ile Saint-Louis	31	—	33.	Porte-St-Martin	14	—
10.	Marais	31	—	34.	Montorgueil. .	13	—
11.	Quinze-Vingts.	31	—	35.	Bonne-Nouvel.	13	—
12.	Marché St-Jean	29	—	36.	Faub. Poissonn.	13	—
13.	Sorbonne . . .	29	—	37.	Porte-St-Denis.	13	—
14.	Luxembourg .	28	—	38.	St-Mart.-d.-Ch.	12	—
15.	Mont-de-Piété.	28	—	39.	Saint-Eustache	12	—
16.	Faub. St.-Ant.	27	—	40.	De la Banque .	12	—
17.	Louvre	27	—	41.	Du Mail. . . .	10	—
18.	École-de-Méd.	25	—	42.	Faub. Montm.	10	—
19.	Lombards. . .	23	—	43.	Palais-Royal. .	10	—
20.	Sainte-Avoye .	23	—	44.	Feydeau . . .	9	—
21.	Faub. St-Germ.	22	—	45.	Des Tuileries .	9	—
22.	De la Monnaie.	21	—	46.	Montmartre. .	8	—
23.	Popincourt . .	21	—	47.	Chauss.-d'Ant.	8	—
24.	Des Marchés. .	21	—	48.	Place Vendôme	8	—

Un seul coup d'œil jeté sur ces deux tableaux suffit pour faire voir quelles différences considérables a présentées l'épidémie dans les diverses parties de la capitale. En effet, si aucune n'a été complétement épargnée, on remarquera qu'il n'y a véritablement aucune comparaison à établir, eu égard à l'intensité du fléau, entre les quartiers les plus favorisés, où la mortalité n'est que de 8/1000, et les plus maltraités, où elle s'élève à l'énorme proportion de 52/1000. Il est non moins important d'observer que c'est précisément dans les trois arrondissements les plus riches, dans les quartiers les mieux construits, les moins encombrés, dans ceux où règnent le plus généralement l'aisance et le luxe, que les effets du fléau se sont fait le moins sentir. Si l'on se rappelle que la moyenne de la mortalité pour toute la ville a été de 23/1000, on sera frappé de cette considération, que six arrondissements ont offert un chiffre supérieur à cette moyenne, et six un chiffre inférieur; que dix-huit quartiers ont été au-dessus, tandis que vingt-huit sont restés au-dessous. Ce n'est pas ici le lieu d'apprécier les conditions qui peuvent rendre compte de ces différences; nous les étudierons avec plus de fruit en passant en revue les influences variées propres à favoriser le développement du choléra épidémique.

3° *Dans les départements de la France* (1).

On a vu qu'avant d'éclater à Paris, l'épidémie de

(1) Par une singulière et regrettable circonstance qui peut être attribuée à une très fâcheuse négligence de l'autorité supérieure, c'est sur la marche du choléra en France que les documents authen-

1832 s'était montrée à Calais, dans le Pas-de-Calais, mais qu'aucun des départements intermédiaires n'avait été atteint, jusqu'au moment où la capitale elle-même avait été envahie. C'est en effet de Paris, comme d'un point central, que la maladie s'est étendue sur une moitié de la France en rayonnant dans toutes les directions.

Cette extension se fait d'abord circulairement dans les départements qui entourent celui de la Seine ; puis l'épidémie se porte à la fois dans tous les sens, s'arrêtant à l'est à l'Alsace, au centre à la Corrèze, n'envahissant que tardivement à l'ouest la Sarthe, la Mayenne, les Côtes-du-Nord, l'Ille-et-Vilaine ; et au nord, enfin, dépassant la frontière pour se jeter sur la Belgique.

Durant toute la durée de l'épidémie, quarante-huit départements ont été atteints à des degrés d'ailleurs variables ; et, relativement à l'époque où l'invasion a eu lieu, ils se rangent dans la proportion suivante: 3 dès le mois de mars, 24 en avril, 8 en mai, 5 en juin, 1 en juillet, 3 en août, 2 en septembre et 2 en octobre. Ce n'est qu'à l'époque de la recrudescence qui a eu lieu vers le mois de juillet, que le choléra

tiques et sérieux font surtout défaut. Aucun travail d'ensemble n'a été entrepris sur ce sujet si intéressant, et nous avons eu beaucoup de peine à composer cette relation en nous aidant des nouvelles consignées dans les journaux du temps, et principalement dans la *Gazette médicale de Paris*, ainsi que des renseignements officiels que nous avons pu recueillir directement dans certaines localités ou près des administrateurs de quelques départements. Nous regrettons vivement les lacunes, peut-être même les erreurs de détail, que, malgré tous nos efforts, l'absence de données précises a dû rendre inévitables dans cet exposé.

a envahi les départements de l'Ouest et qu'il s'est montré dans le Midi ; et c'est particulièrement quand l'épidémie s'est affaiblie, qu'on l'a vue paraître à de grandes distances du point central, dans quelques localités isolées, notamment dans la Gironde et dans les Bouches-du-Rhône, alors que les départements limitrophes n'étaient pas atteints. Il semble même que, dans quelques uns de ces points, le choléra ait retrouvé sans raison appréciable toute son énergie : c'est ce qui a été observé à Vannes et à Arles.

Au début de l'épidémie, et dans certains départements dans lesquels elle ne s'est pas propagée, dans le Rhône par exemple, les premières ou les seules victimes ont été des individus arrivant de Paris. Les départements atteints les premiers ont été, en général, plus maltraités que les autres, sauf quelques exceptions, notamment pour l'Orne, la Manche, Indre-et-Loire, Indre, Eure, Eure-et-Loir, qui, frappés d'assez bonne heure, ont proportionnellement moins souffert. La terminaison prompte du choléra dans les dernières localités qu'il a envahies doit être attribuée surtout à la nature même de l'épidémie et à sa marche décroissante. Dans les quatre premiers mois, et jusqu'au 9 juillet, on évalue, pour les 39 départements atteints à cette époque, le total des malades à 120,000, dont 60,000 morts.

Après ces résultats généraux, que nous compléterons bientôt par un aperçu statistique, nous croyons utile de consigner ici quelques détails particuliers que nous avons pu recueillir sur un certain nombre de départements. Nous suivrons, dans cet exposé très sommaire, l'ordre alphabétique.

Aisne. Le début du choléra y a eu lieu vers la fin de la première quinzaine d'avril. Ce département a été l'un des plus maltraités.

Allier. L'épidémie y a été très bénigne ; elle a respecté complétement les établissements thermaux importants de Vichy et de Bourbon l'Archambault.

Ardèche.—L'invasion de la maladie ne s'y est faite que vers le milieu d'août, et celle-ci n'a guère paru que sur les bords du Rhône.

Aube. — C'est le 11 avril que le choléra parut à Troyes et seulement vers le milieu d'août, probablement le 8, qu'il revint à Bar-sur-Aube. Il fit d'ailleurs de grands ravages dans une grande partie du département dont quelques localités peu considérables ont été seules épargnées.

Bouches-du-Rhône.—Le choléra éclate à Arles subitement le 29 septembre. Il atteint Marseille vers le commencement d'octobre, et n'y fait d'ailleurs qu'un petit nombre de victimes.

Calvados. — C'est seulement de juin en août que l'épidémie a sévi dans ce département et principalement dans les communes littorales près Caen.

Cher.—Le choléra n'y paraît qu'à la fin de mai ; il est à Sancerre le 17 juin et dure encore à Bourges au 19 octobre.

Côtes-du-Nord. — L'épidémie commence ses ravages dans le département au commencement de septembre et y est assez violente.

Eure. — L'Eure a été envahie vers le milieu d'avril et cependant peu maltraitée.

Gironde. — Le choléra y éclate vers le 5 août ; le

6 il y avait eu trois cas constatés authentiquement. Les ravages sont d'ailleurs peu intenses.

Ille-et-Vilaine. — L'invasion a eu lieu à Rennes le 19 octobre seulement.

Indre. — Le 15 avril un malade arrivant de Paris a été signalé à Tours. Le département a été d'ailleurs très peu atteint.

Indre-et-Loire. — L'épidémie, d'ailleurs très peu meurtrière, apparaît le 19 avril ; elle était éteinte le 16 août.

Loir-et-Cher. — La première invasion est du 19 avril, elle a lieu par un malade arrivé de Paris à Vendôme. L'épidémie marche d'ailleurs lentement et avec peu d'intensité.

Loire-Inférieure. — Nantes a été frappée du 16 au 18 avril et le choléra y existe encore au mois d'octobre. Le 15 juillet il éclatait à Batz et au Croisic, où l'on signalait comme cause déterminante les émanations putrides résultant du rouissage du lin, d'un amas d'œufs de morue en putréfaction, des salaisons de poissons, etc.

Loiret. — Le choléra paraît vers le milieu d'avril et sévit avec violence à Pithiviers ; il disparaît vers le 30 septembre.

Manche. — Le département de la Manche, envahi dès le mois d'avril, est le siége d'une recrudescence très marquée à Saint-Lô en octobre.

Marne. — L'invasion a eu lieu vers le milieu d'avril. Les ravages ont été considérables, notamment dans la commune de Bazancourt, où, sur 650 habitants, il n'en est pas 10 qui aient échappé à la cholérine, 72 ont eu le choléra, 14 sont morts.

Haute-Marne. — L'apparition du choléra se fait vers le milieu d'avril dans le département. Au milieu de juin il éclate à l'hôpital de Bourbonne-les-Bains, où 5 à 600 militaires venaient d'arriver de divers points de la France, et en trois semaines il y a eu 44 décès.

Mayenne. — L'invasion est du 10 août.

Meurthe. — La première irruption a lieu en mai sur les confins de la Meurthe et des Vosges sans beaucoup de gravité. Nancy est frappé vers le 1er juillet ; de ce jour au 8 septembre sur 28,000 habitants il y a 136 morts. L'épidémie y dure encore avec force au 20 octobre.

Meuse. — L'invasion est du milieu d'avril.

Morbihan. — C'est du 16 au 18 avril que débute la maladie ; elle est à Guers le 20 mai. Les ravages à Vannes sont considérables. Vers le mois d'octobre une recrudescence grave a lieu à Belle-île-en-Mer et à Lorient.

Moselle. — Le choléra, qui avait paru au commencement de mai, avait cessé à Metz le 31 août.

Nièvre. — Dès le milieu de mai, Cosne et La Charité étaient envahis avant que le choléra eût passé à Sancerre, qui est située entre ces deux villes.

Nord (1). — Le choléra parut dans le département du Nord, à Douai d'abord, le 14 avril 1832 ; le 17 à Valenciennes et à Dunkerque ; le 25 à Cambrai ; le 31 mai à Lille ; à Hazebrouck le 1er juin ; à Avesnes le 6 octobre. La durée de l'épidémie a été de plus de huit mois pour tout le département ; à Lille

(1) *Rapport général sur l'épidémie de choléra qui a régné à Lille en* 1832, par T. Lestiboudois. Lille, 1832.

elle s'est prolongée durant cinq mois et demi, du 31 mai au 17 novembre. Pendant un temps considérable, le chef-lieu du département avait été entouré de lieux infectés par le choléra, et avec lesquels les communications les plus multipliées n'avaient cessé d'exister, sans que la maladie s'y déclarât. La population de Lille était de 69,073 âmes; il y a eu en moyenne 25 malades sur 1,000. Les quartiers voisins des canaux et le faubourg Saint-Sauveur, où loge dans des caves malsaines la plus grande partie de la classe ouvrière, la moyenne a été déplacée; on a, en effet, compté dans le premier 76 malades, dans le second 40 sur 1,000. Il est remarquable de voir que, dans le chiffre de 1,731 malades, les ouvrières en dentelles, dont la vie est si misérable, entrent pour 355, dont 140 ont succombé. Aucun médecin n'a été atteint. Dans toute l'étendue du département, l'épidémie a sévi plus fortement sur les femmes que sur les hommes, ainsi que l'indiquent les nombres suivants :

Malades,	6672 femmes,	5721 hommes.
Morts,	3123 —	2815 —

Dans les différents arrondissements et dans les divers chefs-lieux d'arrondissements du Nord, le rapport du nombre des malades à la population, et du nombre des morts à celui des malades est exprimé par les proportions indiquées dans le tableau que voici :

	RAPPORT des malades à la population.		des morts aux malades	
	Arrondissem.	Chef-lieu.	Arrondissem.	Chef-lieu.
Douai. . . .	1/36e	1/20e	10/23e	10/21e
Cambrai . . .	1/38	1/43	10/23	10/25
Lille	1/33	1/43	10/21	10/21
Valenciennes .	1/46	1/48	10/19	10/13
Dunkerque . .	1/173	1/52	10/16	10/16
Avesne . . .	1/475	1/150	10/18 1/2	10/17
Hazebrouck. .	1/1156	1/7522	10/17	0

La mortalité dans les départements du Nord a donc été en moyenne de 10 sur 20,87 malades et de 37 sur 1000 habitants.

Oise. —L'invasion a lieu dans les premiers jours d'avril. La lutte s'étend simultanément à tout le département.

Orne. — L'épidémie a paru un peu avant le 16 août.

Pas-de-Calais.— Le choléra , qui était à Calais le 15 mars, ne s'étendit au reste du département que dans les premiers jours d'avril ; du 15 au 17 à Boulogne, le 17 à Arras.

Rhône. — Le département du Rhône n'a été atteint en quelque sorte qu'accidentellement. A Lyon, placé en apparence dans des conditions si favorables au développement de l'épidémie, à la date du 29 avril, un seul cas s'était présenté chez une femme arrivée malade de Paris. Il y avait depuis un mois quelques cholérines; mais en général l'état sanitaire était excellent. Les eaux des fleuves étaient très basses; il n'y avait pas eu de pluies. Pendant le mois de mai quelques cas de cholérine continuent à être observés : le 30, on a constaté un cas de choléra. En juin et en juillet il règne encore quelques affections cholériformes. Le 25 juillet paraît encore un nouvel exemple de choléra asiatique et le 16 août deux autres cas bien caractérisés. — C'est à ces très rares victimes que s'est bornée à Lyon l'épidémie de 1832.

Seine-Inférieure. — Le choléra a débuté à Rouen le 7 avril ; du 7 au 16 il y a eu 25 cas. Aucune autre partie du département n'avait été atteinte. La maladie sévit particulièrement sur le faubourg de Saint-Sever, qui est très bas et très humide. Du 16 au 18 la maladie s'étendait à Sotteville et à Elbeuf, et plus tard à Dieppe, où l'épidémie, d'ailleurs très légère, était éteinte à la fin de juillet.

Seine-et-Marne. — L'invasion a lieu dans les premiers jours d'avril. Tous les arrondissements sont pris en même temps, mais surtout celui de Meaux qui a été cruellement décimé. Dans une commune du canton de Rozoy, le curage d'un ruisseau infect est immédiatement suivi de l'irruption du choléra. Sur 500 habitants on compte 100 malades et 50 morts.

Seine-et-Oise. — Dès la fin de mars ce département est envahi et tous les arrondissements sont successivement atteints. A Corbeil la maladie débute le 4 avril sur un individu venant de Paris ; jusqu'au 9 il n'y a dans cette ville que deux malades, venant tous deux de la capitale. Saint-Germain-en-Laye a été complétement préservé et Versailles assez faiblement atteint.

Deux-Sèvres. — L'invasion se fait à Villedieu le 23 avril.

Somme. — Amiens est frappé le 11 avril. On observe une recrudescence vers la fin d'août, époque à laquelle la maladie s'étend à Saint-Valery épargné jusque là.

Haute-Vienne. — On signale à Limoges seulement un cas douteux le 13 avril.

Yonne. — L'invasion a lieu vers le 16 avril dans ce département dont tous les arrondissements ont été envahis. La maladie a débuté à Sens par un malade venant de Paris.

Nous compléterons cette relation de l'épidémie de choléra en France durant l'année 1832, par deux relevés que nous avons dressés dans le but d'indiquer 1° l'ordre d'invasion de la maladie dans les différents départements; 2° la mortalité proportionnelle pendant les trois premiers mois de l'épidémie. Cette dernière statistique ne devra être considérée que comme approximative, car non seulement elle ne comprend pas toute la durée de l'épidémie ni tous les lieux envahis, mais de plus je ne suis pas assuré d'avoir possédé toujours des documents suffisamment complets.

Ordre d'invasion du choléra dans les différents départements de la France.

Mars.

1. Pas-de-Calais.
2. Seine.
3. Seine-et-Oise.

Avril.

4. Seine-et-Marne.
5. Oise.
6. Seine-Inférieure.
7. Aube.
8. Somme.
9. Aisne.
10. Haute-Vienne.
11. Indre.
12. Orne.
13. Loir-et-Cher.
14. Yonne.
15. Eure.
16. Eure-et-Loir.
17. Nord.
18. Loiret.

19. Marne.
20. Loire-Inférieure.
21. Morbihan.
22. Haute-Marne.
23. Meuse.
24. Indre-et-Loire.
25. Deux-Sèvres.
26. Rhône.
27. Manche.

Mai.

28. Moselle.
29. Meurthe.
30. Vosges.
31. Maine-et-Loire.
32. Nièvre.
33. Corrèze.
34. Cher.
35. Finistère.

Juin.

36. Ardennes.
37. Allier.
38. Haute-Saône.
39. Calvados.
40. Charente-Inférieure.

Juillet.

41. Mayenne.

Août.

42. Gironde.
43. Ardèche.
44. Isère.

Septembre.

45. Côtes-du-Nord.
46. Bouches-du-Rhône.

Octobre.

47. Sarthe.
48. Ille-et-Vilaine.

Tableau comparatif de la mortalité dans les départements envahis pendant les trois premiers mois de l'épidémie.

1.	Marne, sur 1000 h.		42,78 déc.	18.	L.-et-Cher, sur 1000 h.		2,89 d.
2.	S.-et-Marne.	—	39,12	19.	Eure,	—	1,79
3.	Nord,	—	37	20.	Meurthe,	—	1,70
4.	Meuse,	—	27,3	21.	Eure-et-Loir,	—	1,33
5.	Seine,	—	23,57	22.	Indre,	—	1,19
6.	Aisne,	—	16,9	23.	Côtes-du-Nord,	—	0,836
7.	Yonne,	—	15,81	24.	Maine-et-Loire,	—	0,830
8.	Oise,	—	15,2	25.	Finistère,	—	0,72
9.	Aube,	—	13,98	26.	Indre-et-Loire,	—	0,68
10.	Seine-et-Oise,	—	10,1	27.	Ardennes,	—	0,62
11.	Haute-Marne,	—	9,97	28.	Calvados,	—	0,50
12.	Somme,	—	9,55	29.	Vosges,	—	0,49
13.	Pas-de-Calais,	—	5,08	30.	Haute-Saône,	—	0,44
14.	Loiret,	—	4,15	31.	Allier,	—	0,28
15.	Nièvre,	—	4,10	32.	Manche,	—	0,18
16.	Seine-Infér.,	—	3,8	33.	Deux-Sèvres,	—	0,17
17.	Moselle,	—	3,01	34.	Orne,	—	0,092

L'examen même superficiel de ces deux tableaux confirme quelques unes des considérations générales dans lesquelles nous sommes entré sur l'épidémie de 1832, dans les départements de la France. Ils montrent en effet l'ordre d'apparition de la maladie sur les différents points du territoire, et le rapport assez exact qui existe entre la gravité de l'épidémie et la promptitude de l'invasion.

Nous nous bornerons, avant d'en finir sur ce point, à faire observer que sur les 86 départements de la France, 38 ont été absolument préservés; et que ces derniers sont surtout ceux de l'Est et du Midi. A part les irruptions isolées qui ont été indiquées sur quelques points de ces régions, l'Ardèche et les Bouches-du-Rhône, par exemple, il est très remarquable que les lignes suivies par le fléau et rayonnant autour de Paris ne soient point interrompues et que les départements qui se sont trouvés sur leur passage ont tous été envahis. Il y a seulement à cet égard une double restriction à faire. D'une part l'ordre d'invasion n'a pas toujours été régulièrement successif du centre à l'extrémité de la ligne parcourue; d'une autre part, dans les départements mêmes où tous les arrondissements ont été atteints il y a toujours eu un certain nombre de cantons ou de communes qui ont été préservés, sans que le plus souvent aucune circonstance locale ait pu rendre compte de cette immunité.

ÉPIDÉMIES DE 1832 A 1845.

Pendant que le choléra continuait à sévir en Europe et précisément à l'époque où il reprenait en France une nouvelle violence, on le voit traverser les mers et se jeter pour la première fois sur le nouveau monde. Le Canada était envahi le 14 juin 1832; et New-York au commencement du mois de juillet.

L'épidémie y fit les plus cruels ravages ; du 3 au 31 juillet il y eut 3,850 malades et 1,566 morts ; au 18 août le nombre des morts s'élevait à 2,680. Il régnait à Philadelphie en août et en septembre 1832. Nous ne pouvons suivre avec détails la marche du choléra en Amérique ; nous nous contenterons de faire remarquer qu'il s'y propagea pendant longtemps ; car il était encore à la Havane au mois d'avril 1833.

En même temps, et jusqu'à une époque plus avancée, la maladie pénétra en Espagne et sur les côtes d'Afrique, où elle sévissait de 1833 à 1834. De là elle revint en France pour la seconde fois, bornant du moins ses ravages à la partie qui avait été d'abord épargnée, c'est-à-dire aux départements du Midi [1].

C'est au mois de décembre que le choléra reparut en France. Il éclata presque le même jour dans les deux ports les plus fréquentés de la Méditerranée ; à Marseille le 11 et à Cette le 13. L'épidémie se concentra dans Marseille pendant tout l'hiver ; il en disparut même le 18 avril 1835 avant qu'aucune autre commune des Bouches-du-Rhône eût été atteinte, et c'est seulement cinquante jours après que furent frappés Saint-Chamans le 1er juin et Grasse une semaine plus tard. A Cette, l'épidémie ne cessa entièrement qu'au mois de septembre 1835 ; jusqu'à cette époque il y eut toujours quelques décès à des intervalles assez rapprochés.

De ces derniers points le choléra s'était rapidement propagé dans l'Hérault ; dès le mois de janvier

[1] *Rapport sur le choléra-morbus asiatique qui a régné dans le midi de la France en* 1835, par les professeurs Dubrueil et Rech. Montpellier, 1836, in-8.

de l'année 1835, Bouzigues, petit village séparé de Cette par un vaste étang, et Sérignan, qui en est distant de 30 kilomètres environ, étaient déjà fort maltraités. Agde, ville maritime située à l'embouchure de l'Hérault, était envahie au mois de mai.

Le choléra ne pénétra dans le Var que le 20 juin, plus de six mois après son apparition à Marseille et à Cette. Le premier cas fut constaté à Toulon, où la maladie acquit en peu de jours une grande violence, et d'où elle s'étendit très vite dans tout le département et dans les Bouches-du-Rhône, revenant ainsi à Marseille le 5 juillet. A la même époque on la vit se répandre d'Agde, dans un grand nombre de communes de l'arrondissement de Béziers, dont quelques unes ont beaucoup souffert; et de Cette dans l'arrondissement de Montpellier, où elle exerça peu de ravages. Aix et Arles eurent successivement de nombreuses victimes.

Les départements du Gard, de Vaucluse et de la Drôme furent encore envahis. On reconnut la présence du fléau le 14 juillet à Beaucaire, et le 19 à Avignon. Vers la fin du même mois, l'Aude, limitrophe de l'arrondissement de Béziers, a été atteint à son tour; l'épidémie a éclaté le 27 à Gruissans, petite presqu'île baignée par la Méditerranée.

De ces sept départements envahis dans le midi de la France, cinq sont situés sur le littoral de la Méditerranée. L'épidémie s'est ainsi fort peu avancée dans les terres, où elle n'a guère pénétré, sauf par Valence dans la Drôme, à plus de 12 ou 15 kilomètres ; elle s'est tenue continuellement sur le littoral de la Méditerranée, en partant d'abord de Marseille et de Cette, et plus tard d'Agde et de Toulon.

Le choléra épidémique a régné dans le midi de la France, depuis le 11 décembre 1834 jusqu'aux derniers jours d'octobre 1835. Pendant tout ce temps il n'a pas cessé, si ce n'est le dernier mois, de faire des victimes dans l'Hérault; il n'a suspendu ses coups, dans les Bouches-du-Rhône, que pendant cinquante jours, et a sévi dans le Var jusqu'à la fin. Il n'a duré, dans le département de Vaucluse, que du mois de juillet à celui d'octobre; et dans ceux du Gard et de l'Aude, du même mois de juillet jusqu'à celui de septembre. En résumé, il a régné sans interruption pendant dix mois.

La plus forte mortalité a été supportée par les Bouches-du-Rhône; sur 319,614 habitants l'épidémie a sévi spécialement sur Marseille, Aix, Arles et quelques petites communes. Le Var a également beaucoup souffert. Ce département, qui compte 305,096 habitants, a compté 3,941 décès. Cette mortalité considérable résulte, non seulement de l'intensité qu'a présentée l'épidémie à Toulon, mais encore du grand nombre de communes qui ont été frappées.

L'Hérault a été beaucoup moins maltraité, il n'a eu que 1,252 malades sur 324,200 habitants, quoique le choléra y ait régné bien plus longtemps. Agde est la seule ville qui ait réellement souffert; les autres points envahis dans le département n'étaient que de petites localités. Le Gard [1] n'a perdu que 944 personnes sur 334,164 habitants. C'est du reste un des derniers départements qui aient été envahis, et aucune des grandes villes qu'il renferme

[1] *Tableau statistique du choléra dans le département du Gard*, par M. Rivoire. Septembre 1835.

n'a été gravement atteinte. La mortalité dans le département de Vaucluse a été de 443 sur 224,431. Avignon, à lui seul, a fourni presque la moitié des décès; dans la plupart des communes le chiffre ne s'est pas élevé au-delà de 30. Enfin l'Aude n'a perdu que 229 habitants sur un total de 263,000; ce département, frappé le dernier par l'épidémie, en a été délivré le premier; elle n'a pénétré que dans quatorze communes, et n'a acquis d'intensité qu'à Castelnaudary et à Gruissan. En résumé, pour les six départements, la mortalité s'élève en tout à 11,416, ce qui donne, sur une population de 1,770,505 âmes, 1 décès sur 155.

A d'autres égards l'épidémie, dans le midi de la France, n'a pas sensiblement différé de celle de Paris, si ce n'est que les deux sexes ont été à peu près également frappés; il y a eu 1,087 décès parmi les hommes et 1 084 parmi les femmes.

Le choléra était resté borné en France à la Provence et au Dauphiné; Grenoble et Lyon, quoique très menacés, n'avaient pas été atteints. Mais le fléau s'était propagé avec une grande violence dans le nord et jusqu'au centre de l'Italie. Turin, Livourne, Gênes, Florence, Venise, Rome, Naples, Palerme, furent frappées par l'épidémie en 1836 et 1837; les trois premières villes subirent de cruels ravages; quant à Naples, pendant les mois d'octobre, novembre et décembre 1836, avril, juin et juillet 1837, il n'y eut pas moins de 21,066 morts, ce qui donne une mortalité de 55 à 60 sur 100 malades. Enfin, à Palerme, en 1837, on ne compte pas moins de 25,000 victimes, le cinquième de la population. En même temps, les contrées septentrionales de l'Afrique, et surtout l'Algérie, étaient également décimées par le fléau. La Grèce était épargnée comme au centre de l'Europe l'avait été la Suisse.

C'est après avoir parcouru ce cercle immense que le choléra épidémique rentra de nouveau dans les lieux d'où il était sorti. Il avait mis sept années à traverser le monde, et revenait bien près de son point de départ après avoir ravagé tant de contrées diverses. Nous étudierons dans leur généralité ces différentes épidémies de choléra, mais nous devons auparavant tracer l'histoire de sa dernière irruption, la plus récente de toutes.

ÉPIDÉMIE DE 1845 A 1848.

Il était donné à notre âge de voir une fois encore le choléra reprendre sa course à travers le monde et parcourir de nouveau, avec une fidélité surprenante, les mêmes chemins qu'avait déjà marqués son passage.

Partie des bords du Gange, traversant l'Indostan et le royaume de Lahore, l'épidémie apparaît en Tartarie au mois de septembre 1845. Deux mois plus tard, elle était en Perse, à Téhéran. De là, il semble que le fléau ait pris deux directions différentes. L'une des deux branches se portant de l'est à l'Ouest par Bagdad et la Mecque, où le choléra sévissait en décembre 1846 et enlevait 15,000 personnes sur 100,000, est probablement celle qui depuis a ravagé l'Égypte. La seconde branche, s'étendant vers le nord, arrive à Tauris, et le 28 octobre 1846 [1] elle atteint les provinces caucasiennes où elle pénètre pour la troisième fois par Sallian.

[1] Nous rappelons que les dates qui se rapportent à la marche de l'épidémie en Russie sont en avance de douze jours sur le calendrier russe, qui est suivi dans les relations les plus récentes. C'est du reste

Dès ce moment, le choléra envahit l'empire russe, et se propage vers le nord-ouest par deux routes presque parallèles. La première longe la côte occidentale de la mer Caspienne, où l'épidémie, très bénigne pendant l'hiver, atteint Derbend et le fort de Temir-Khan-Choura le 16 mai 1847, à l'embouchure du Tereck; le 16 juillet Astrakhan, d'où elle remonte le Volga, et enfin Kazan, où elle éclate le 17 septembre. On raconte que de Samara, situé sur cette ligne au bord du Volga, des individus venus pour une foire emportèrent la maladie sur les frontières orientales de l'empire, à Orenbourg, où l'on se rappelle que déjà le fléau avait paru isolément. La seconde route vers le nord, part de Tiflis, où le choléra était le 9 juin 1847, et suit la grande voie militaire de Tiflis à Moscou. Le choléra se porte ainsi sur Georgievsk le 13 juin, sur Novotcherkask le 30 juillet, traverse successivement les gouvernements de Kharkov, de Voronej, d'Orel, de Toula, arrive à Moscou le 30 septembre, se propage dans les environs du 18 au 30 décembre, et s'étend jusqu'à Tver, où l'hiver l'arrête.

En même temps, revenant sur ses pas, le choléra avait marché de Tiflis vers Erzeroum et Trébizonde.

à celle de M. Contour que nous nous en sommes référé, non seulement parce qu'elle est la plus complète, mais parce que tous les chiffres lui ont été fournis directement par le chef supérieur de la direction médicale civile au département de l'intérieur, à Saint-Pétersbourg, le savant docteur Richter, qui les lui a remis écrits de sa propre main. Nous n'avons donc pas hésité à accepter comme officiels les documents de M. Contour. Quant à la marche de l'épidémie hors de la Russie, nous avons puisé nos renseignements dans quelques travaux particuliers et dans les principaux journaux, notamment dans *l'Union médicale*, qui s'est tenue fort au courant des nouvelles relatives au choléra.

Il suit alors les bords de la mer Noire, il gagne Constantinople, où il fait son apparition le 24 octobre 1847 ; par la côte orientale, il atteint Redout-Kale, et se propage jusqu'à Anapa, aux confins de la Circassie, où il arrive le 1er septembre, puis à Taman, d'où, traversant le désert de Kertch, il passe en Crimée.

Outre la ligne de l'est et celle du centre, qui, passant par Novo-tcherkask, s'étend vers le nord, une troisième se détache de la seconde dans ce point même et se porte à l'ouest. Rostov et Taganrog sur la mer d'Azov, près des bouches du Don, sont d'abord frappés, les 24 juillet et 2 août 1847. De là, le fléau arrive à Ekaterinoslav, sur le Dniepr, le 17 septembre. Elle remonte le cours du fleuve et se montre le 5 octobre à Kiev, d'où il s'étend un peu à l'ouest en Podolie et en Volhinie, sans y faire d'ailleurs de grands ravages ; à Tchernigov le 9 novembre, à Mohilev le 12 du même mois, et au-dessus de cette dernière ville à Vitebsk, qu'elle atteint le 26 décembre 1847. C'est dans ce point, situé à peu près à la hauteur de Moscou, mais beaucoup plus à l'ouest et sur la route de Saint-Pétersbourg, que le choléra, engourdi par le froid, subit un nouveau temps d'arrêt.

Le printemps lui rend bientôt son activité ; non seulement il se réveille alors à Moscou, à Tver et dans les lieux où il s'était arrêté, mais il poursuit sa marche ascendante et paraît à Saint-Pétersbourg le 8 juillet 1848.

Nous avons vu le choléra envahir Constantinople le 24 octobre 1847 ; ses progrès n'y cessèrent pas avant le 17 décembre; vers la fin de février 1848, il parut terminé, mais dans les derniers jours de mai, une légère recrudescence s'y fit sentir. Dès le mois de décembre 1847, la maladie s'était répandue sur les rives de l'Euphrate. En avril 1848, elle atteignait Alep, et au mois de juillet Smyrne, où elle devait faire à quatre ou cinq reprises des ravages considérables. A la même époque, l'épidémie s'était étendue de la Syrie à l'Égypte. Elle était signalée au Caire le 16 juillet 1848, à Alexandrie le 25; et en un mois et demi, on comptait en Égypte plus de 25,000 victimes. Cependant stationnaire durant le mois d'août à Smyrne et sur les Dardanelles, décroissante à Trébizonde, elle envahissait, le 7 août, sur la côte méridionale de la Turquie d'Europe, Salonique, où elle faisait des ravages effrayants. C'est de là que, après quelques jours seulement, elle se propageait dans une très petite étendue au nord de la Grèce.

Nous avons vu qu'à la fin de l'année 1847, le choléra, sur les frontières occidentale et méridionale de l'empire russe, s'était approché de la Moldavie et de la Valachie. Il paraissait à Jassi le 4 juin 1848 [1] et bientôt à Boukharest.

Si maintenant nous nous reportons vers le nord de l'Europe, nous voyons qu'à la fin de juin 1848, et presque en même temps qu'il éclatait à Saint-Pétersbourg, il se réveillait avec une nouvelle intensité à Kazan, à Nidji-Novogorod, à Moscou, à Tver, à Smolensk, c'est-à-dire à la fois dans pres-

[1] *Mémoire sur l'épidémie qui a régné à Jassi en* 1848, par le docteur Bassereau. (*Gaz. médic.*, octobre 1848, nos 42 et 43.

que toutes les directions. C'était le prélude de nouveaux progrès; en effet, il gagnait la Finlande et le littoral de la Baltique; dès les premiers jours de juillet, alors qu'on annonçait d'une part la décroissance du mal à Saint-Pétersbourg et à Moscou, et d'une autre part son explosion en Sibérie, et la continuation de ses ravages dans le Caucase, il était à Abo, et un mois plus tard à Helsingfors. Après avoir paru presque à la même époque à Riga et à Mitau, il atteignait la Prusse, où quelques cas douteux avaient été signalés à Tilsitt dès le 22 décembre de l'année précédente, se montrait à Stettin en Poméranie le 8 août, et le 20 du même mois à Berlin, onze jours plus tôt qu'en 1831. Du côté de l'Autriche, il s'était arrêté sur la frontière de la Gallicie; c'est vers le nord que l'entraînait sa course. Au mois de septembre 1848, il arrivait à Varsovie, où avait lieu la concentration de troupes nombreuses campées dans des lieux très humides. Au même moment, le 1er du mois, il apparaissait à Danzig, à Hambourg, et un peu plus tard, le 23, à Lubeck.

De ces différents points du littoral de la Baltique et de la mer du Nord, le choléra, suivant la marche qu'il avait déjà suivie dix-sept années plus tôt, allait traverser la mer et se jeter sur les Iles-Britanniques et sur la Hollande. Signalé dès le 1er octobre 1848 à Amsterdam, il s'étendait le 18 avec beaucoup plus d'intensité à Rotterdam, où, malgré des conditions de salubrité meilleures, il sévit bien plus cruellement qu'à Amsterdam, et que dans la Zélande, la partie la plus malsaine de la Hollande. Si quelques cas parurent à Anvers, en Belgique, ils furent observés sur des individus arrivant de Rotterdam.

Le 5 octobre 1848, le choléra éclatait en Angleterre, à Sunderland, par où nous avons vu déjà son invasion se faire en 1831. Les premiers malades étaient des matelots amenés par des bâtiments venant de Hambourg. Dès le 6 octobre deux cas étaient annoncés à Edimbourg et à Woolwich sur la Tamise, aux portes de Londres, dans les pontons des condamnés. A dater du 24 octobre l'épidémie s'étend en Angleterre, et quoique ses progrès soient lents et irréguliers, elle a déjà envahi Hull, Woolwich, Londres, Uxbridge, Swansea dans le pays de Galles, et Rickmanswarth dans le comté de Middlesex; mais c'est en Ecosse que ces ravages se font le plus violemment sentir. A la date du 22 octobre, le bulletin d'Edimbourg donne depuis le début 160 cas et 95 morts.

Voici pour la seconde fois le choléra épidémique en vue de la France : et déjà, comme la première fois, il a traversé le détroit. Quelques semaines après qu'il avait paru à Londres, on signalait sa présence sur la côte de France, dans les départements du Nord et du Pas-de-Calais.

M. le docteur Lequoy annonçait dans les termes suivants l'apparition du choléra à Dunkerque, dans une lettre datée du 3 novembre 1848 (1) : «Le fléau cholérique vient de nous atteindre. Dunkerque compte, depuis le 15 du mois d'octobre jusqu'à ce jour, 30 cholériques, 9 morts.» A la date du 5 novembre, de nouveaux cas s'étaient montrés à Dun-

(1) *Union médicale*, 2e année, n° 131, p. 522.

kerque et dans les communes de Watten et d'Holgue, du même arrondissement, il y avait eu 4 décès. Enfin, les 10, 13 et 19, M. Durand-Saint-Amand, préfet du Nord, transmettait au ministère chargé des affaires sanitaires plusieurs rapports contenant des faits de décès, par suite de choléra, observés jusqu'à cette dernière date, soit à Dunkerque, soit à Bourbourg, par M. le docteur Demeunynck. Il résulte de ces documents officiels qu'il y avait encore des cas de choléra mortels dans cette dernière localité le 18 novembre.

L'épidémie, sans quitter le département du Nord, s'est promptement étendue à celui du Pas-de-Calais, et a fait dans la première quinzaine de novembre un certain nombre de victimes à Béthune, à Saint-Omer, et surtout dans l'arrondissement de Calais.

Il était bien important de constater d'une manière certaine la nature de tous ces faits; et bien qu'il fût difficile, en raison de l'approche du choléra épidémique et de sa présence en Angleterre, de douter que les cas observés sur les côtes de France fussent bien réellement des exemples de cette maladie, il était nécessaire de ne pas conserver d'incertitude à cet égard.

M. Magendie, président du comité d'hygiène établi près le ministère du commerce, s'étant rendu lui-même sur les lieux, a pensé qu'il ne s'agissait que d'une cholérine grave, dans laquelle manquaient les phénomènes de cyanose et d'asphyxie, et la suppression de l'urine. Mais, outre que cette forme particulière n'exclut nullement l'idée d'une épidémie à son début, il résulte des renseignements ultérieurement fournis par les médecins qui exercent dans les localités signalées, que les symptômes réputés caractéristiques se sont montrés dans les derniers cas observés, et que la mortalité a presque partout dépassé la moitié du nombre d'individus atteints, ce qui ne permet pas à nos yeux de douter qu'il ne s'agisse en réalité du choléra épidémique. Il faut reconnaître, toutefois, que jusqu'ici, et dans ces divers points des départements du Nord et du Pas-de-Calais, la maladie n'a guère atteint que la classe la plus misérable, des pêcheurs mal nourris, faisant un incroyable abus d'eau-de-vie de pomme de terre ; mais ce peu d'activité de l'épidémie trouve sa raison dans la saison même où elle a paru. Si on se reporte à l'année 1832, on voit, comme aujourd'hui, le choléra, arrivé en Angleterre après avoir traversé tout le nord de l'Europe, passer en France quelques semaines après qu'il avait paru à Londres. Seulement, en 1832, c'était au mois de février et de mars, à la fin de l'hiver; cette année c'est en octobre et en novembre au commencement de la mauvaise saison, et l'on peut croire, qu'au lieu de prendre ses quartiers d'hiver de l'autre côté de la Manche, c'est de notre côté que le fléau attendra, pour se réveiller, l'approche du printemps.

En résumé et sans anticiper sur l'avenir, constatons qu'au jour où nous écrivons, le 2 décembre 1848, le choléra épidémique, parti depuis trois ans du fond de l'Asie, a, comme par le passé, traversé la Perse, la Syrie, l'Égypte, la Turquie d'Asie et d'Europe, la Russie, la Prusse, l'Allemagne, la Hollande, l'Angleterre, et vient d'arriver pour la seconde fois au seuil même de la France, qu'il touche déjà et qu'il menace encore.

Nous devons revenir sur quelques détails relatifs aux principaux caractères de cette dernière épidémie, dont nous avons suivi le long itinéraire.

Un premier point du plus haut intérêt, surtout eu égard aux progrès que peut faire ultérieurement l'épidémie actuellement arrêtée sur les côtes de France, consistait à comparer cette dernière à celle qui a sévi de 1830 à 1832, soit relativement aux dates d'invasion dans les mêmes lieux, soit relativement à la mortalité. Nous nous sommes donc efforcé de réunir les éléments propres à résoudre cette double question.

La comparaison des dates d'invasion pour les principales villes de l'Europe dans les deux épidémies donne les résultats suivants :

	ÉPIDÉMIE DE 1830 A 1832.	ÉPIDÉMIE DE 1846 A 1848.
Sallian	Juin 1830.	28 octobre 1846.
Tiflis	13 juin 1830.	9 juin 1847.
Astrakhan	1er août 1830.	16 juillet 1847.
Novotcherkask	30 août 1830.	30 juillet 1847.
Kazan	21 septembre 1830.	17 septembre 1847.
Moscou	30 septembre 1830.	30 septembre 1847.
Kiev	26 décembre 1830.	5 octobre 1847.
Mohilev	Janvier 1831.	12 novembre.
Saint-Pétersbourg	28 juin 1831.	8 juillet 1848.
Berlin	31 août 1831.	20 août 1848.
Vienne	14 septembre 1831.	N'a pas paru.
Hambourg	Septembre 1831.	1er septembre 1848.
Sunderland	4 novembre 1831.	5 octobre 1848.
Londres	8 février 1832.	24 octobre 1848.
Côtes de France	15 mars 1832.	Novembre 1848.

Nous n'avons mentionné dans ce tableau que les lieux principaux, et si quelques variations existent dans les points secondaires, particulièrement en Russie, on ne peut s'empêcher de méconnaître l'analogie frappante des deux épidémies. En effet, il n'y a de différence digne d'être signalée qu'au début et à la fin; ainsi, pour être parfaitement conformes, ces deux périodes de 1830 à 1832 et de 1846 à 1848 devraient se correspondre exactement : 1830 à 1846, 1831 à 1847, 1832 à 1848. Il n'en est pas ainsi, le rapport est entre 1830 et 1847, 1831 et 1848. Ce qui tient à ce que, en 1846, le début de l'épidémie qui a eu lieu, à Sallian, à la fin de l'automne, a été retardé jusqu'au printemps de 1847 (9 juin à Tiflis); tandis que, en 1830, le fléau, n'ayant paru qu'au printemps, a marché immédiatement en avant, comme en 1847, à partir du mois de juin. Une différence analogue, mais en sens inverse, existe au terme des deux épidémies : celle de 1830 arrivée trop tard à Sunderland (novembre 1831), et probablement arrêtée par une saison rigoureuse, ne se porte jusqu'à Londres que l'année suivante ; tandis que celle de 1846, arrivée au même point au commencement d'octobre 1848, par une saison encore assez douce, a pu faire quelques pas de plus en avant et a atteint Londres, Calais et Dunkerque trois mois plus tôt que dans l'épidémie précédente.

A part ces dissemblances, qu'une simple explication réduit d'ailleurs à fort peu de chose, le rapport le plus constant existe entre les dates d'invasion et par conséquent dans la marche des deux épidémies, qui ont atteint les principales villes de l'Europe dans le même ordre, dans la même saison, souvent dans le même mois, quelquefois le même jour. La différence la plus saillante consiste dans l'immunité qu'a présentée Vienne cette année, bien que le fléau se soit approché du centre de l'empire d'Autriche, à la fois par la Moldavie et la Valachie, par la Gallicie et la Pologne. Ajoutons que Varsovie avait été atteinte beaucoup plus tôt en 1831, sans doute à cause des mouvements de troupes qui ont eu lieu à cette époque vers la Pologne. Constantinople, au contraire, avait été envahi plus tard la première fois que la seconde.

La direction de l'épidémie du choléra de 1846 à 1848 ne diffère donc pas de ce qu'on a vu dans l'épidémie précédente.

Quant à son intensité relative, il n'est pas facile d'arriver à une appréciation exacte, car la plupart du temps nous manquons sur ce point d'éléments comparables. Il est bon cependant d'utiliser ceux que nous possédons. Les plus précieux sont ceux qui ont été officiellement communiqués à M. le docteur Contour et qui se rapportent à l'empire russe. Nous ajouterons ceux que nous avons pu rassembler pour les autres parties de l'Europe. Voici un extrait de ces statistiques.

TABLEAU COMPARATIF

DE L'INTENSITÉ DES DEUX ÉPIDÉMIES DE CHOLÉRA EN EUROPE.

GOUVERNEMENTS ET VILLES.	1831-1832.				1847-1848.			
	DURÉE DE L'ÉPIDÉMIE.	POPULATION	MALADES.	MORTS.	DURÉE DE L'ÉPIDÉMIE.	POPULATION	MALADES.	MORTS.
Astrakhan . . .	du 1er août au 6 sept.	30770	3633	2550	16 juil. au 1er octob.	45928	2455	1413
Saratov	19 août au 30 sept.	33661	3016	2166	23 août au 5 octob.	50486	5071	3084
Penza	29 août au 30 octob.	14944	549	319	4 sept. au 10 nov.	23298	189	97
Samara	»	5648	571	276	20 sept. au 16 nov.	14825	987	674
Kasan	21 sept. au 13 nov.	50245	961	435	17 sept. au 25 nov.	61104	2484	1274
Moscou	deux mois.	»	8130	4385	12 au 19 juin.	»	1724	728
Saint-Pétersbourg .	»	430000	13152	9258	8 juillet au 13 août.	»	5063	2576
Varsovie	23 avril au 25 juin.	90000	3912	1462	sept. au 6 novemb.	»	3875	1526
Berlin	31 août au 12 déc.	225000	2230	1407	15 août au 1er sept.	»	377	235
Londres	trois mois.	»	2554	1445	28 sep. au 25 nov.	»	412	215

Quelques détails particuliers peuvent être ajoutés aux chiffres réunis dans le précédent tableau. Ainsi nous trouvons qu'en Russie, du mois d'avril au mois d'août 1848, il n'y eut pas moins de 505,328 personnes atteintes, sur lesquelles 210,836 succombèrent, plus de 40/100, et que la mortalité, qui fut pour la première épidémie de 1 sur 1,7 malades, fut pour la seconde de 1 sur 1,8 ; de même le rapport du nombre des malades à la population ne change pas et donne 1 malade sur 19,6 habitants en 1831 ; 1 sur 19,7 en 1847. En Prusse, à Stettin, du 8 au 31 août 1848, il y avait 425 malades et 275 morts; le choléra sévissait principalement sur les classes ouvrières et misérables, logées dans des quartiers et des habitations malsaines. En Angleterre et en Ecosse, de la fin de septembre à la fin de novembre 1848, le total général des malades est de 1466, celui des morts est de 694.

Il résulte de ces documents statistiques que, eu égard à son intensité et à sa gravité, l'épidémie de 1846 à 1848 ne diffère pas notablement, en Russie, de l'épidémie de 1830 à 1832; et qu'à mesure qu'elle s'est avancée vers l'ouest elle a perdu de son activité, mais non de sa gravité. En effet, à Stettin, à Berlin, à Londres, si l'épidémie n'a guère atteint que la partie de la population placée dans les plus mauvaises conditions; si dans cette dernière ville, en particulier, malgré le nombre immense de ses habitants, il n'y a pas eu plus de 412 malades dans l'espace de deux mois, il n'en est pas moins vrai que partout et dans toutes circonstances, la gravité du mal est restée la même, la mortalité dépassant à peu près constamment la moitié du nombre des malades.

Nous devons cependant faire une dernière remarque, c'est que le peu d'activité de l'épidémie actuelle, dans les pays qu'elle a envahis en dernier lieu, peut tenir principalement à l'époque avancée de l'année où elle a paru; et qu'il ne serait pas impossible que, vers la belle saison, elle ne reprît partout une beaucoup plus grande intensité, en même temps qu'elle ferait en avant de nouveaux progrès.

ÉTUDE COMPARATIVE ET CARACTÈRES GÉNÉRAUX DES ÉPIDÉMIES DE CHOLÉRA.

La relation que nous venons de tracer des différentes épidémies de choléra qui ont sévi dans le monde resterait stérile, si nous n'y cherchions quelques traits communs, propres à nous faire mieux connaître les caractères généraux de cette terrible maladie. Nous devons donc essayer de les comparer entre elles, et d'apprécier ce qu'elles offrent de commun relativement à l'itinéraire, à la direction et au mode de propagation; aux phénomènes précurseurs ou concomitants, et enfin aux effets du choléra épidémique sur les populations.

Itinéraire des épidémies. — Or, si nous jetons un regard en arrière et que nous embrassions d'un coup d'œil l'ensemble de ses pérégrinations, nous ne pouvons nous empêcher de rester confondus au spectacle de ce fléau mystérieux qui, dans l'espace de quelques années, a fait presque le tour du monde, frappant sans relâche et sans exception sur son passage les peuples les plus divers, les régions les plus dissemblables. Nous l'avons vu, en effet, quittant à différentes reprises le lieu de sa naissance, se porter d'abord vers l'orient jusqu'aux confins de l'Asie, et jusque dans les îles de l'Océan; puis vers le nord et l'occident, envahissant en même temps l'Afrique et l'Europe, traverser dans toute son étendue l'Europe septentrionale et centrale, franchir les mers, toucher au Nouveau-Monde, pour revenir ensuite de l'Amérique du Nord par les régions méridionales de l'Europe à l'extrémité orientale de la Méditerranée; se rapprochant ainsi de son point de départ, et suspendant pour un temps la course désastreuse qu'il devait recommencer, presque à dix ans de distance, et qu'aujourd'hui même il n'a pas encore achevée.

Il serait inutile de revenir sur l'énumération détaillée des lieux parcourus; il suffira de faire remarquer combien ils sont variés dans leur situation géographique aussi bien que dans la nature de leur sol, à ce point, qu'à part les régions polaires, le choléra s'est montré presque à toutes les latitudes, et presque aux deux extrêmes des longitudes orientale et occidentale. Il ne paraît pas avoir atteint à une grande hauteur au-dessus du niveau de la mer; mais il a sévi également dans les plaines les plus arides et dans les bas-fonds les plus humides, dans les lieux les plus diversement opposés, dans ceux qui sont battus par les vents comme dans les vallées les mieux abritées. Il n'y a donc à signaler à cet égard que la prodigieuse extension du choléra, dont les irruptions épidémiques n'ont épargné qu'une très petite partie du globe.

Direction et mode de propagation. — Mais ce qui est beaucoup plus remarquable, c'est la constance de la direction suivie par les principales épidémies, constance telle que les étapes du fléau sont en quelque sorte marquées désormais sur la carte du monde. On s'est depuis longtemps préoccupé de l'espèce de prédilection qu'affecte le choléra en suivant presque partout dans sa marche le cours des fleuves ou le littoral des mers. Il s'en faut que cette observation ait le sens qu'on lui a prêté, et que l'influence de l'humidité soit ici en cause. Il suffit de remarquer, en effet, que les épidémies suivent non moins souvent les grandes routes de terre. Aussi, pour tous les esprits sensés, il n'y a rien à conclure de ces faits, si ce n'est que le choléra se propage par les voies de communication les plus fréquentées qui relient entre eux les grands centres de population. Il semble cependant qu'il s'avance plus rapidement le long des fleuves et des côtes ; car, selon la remarque de M. Contour, du 16 juillet au 17 septembre 1847, on voit le choléra suivant les rives du Volga, franchir les 1,400 kilomètres qui séparent Astrakhan de Kazan, ce qui donne une vitesse de 700 kilomètres par mois ; tandis que par la voie de terre, de Tiflis à Moscou, l'épidémie ne parcourt que 2,000 kilomètres du 28 mai au 18 septembre, c'est-à-dire 550 kilomètres par mois. Ce fait particulier, tout en gardant son importance, ne paraît pourtant pas pouvoir être généralisé; il trouve d'ailleurs une explication assez plausible dans la vaste étendue du territoire de l'empire russe, qui, surtout loin des grands fleuves, laisse souvent entre les villes une distance considérable. Quant à la rapidité de la marche du choléra, considérée d'une manière générale, il est impossible, malgré les calculs de quelques auteurs [1], de rien dire de précis à cet égard. Tout ce que l'on sait, c'est qu'il s'avance parfois avec une remarquable vitesse.

Dans la direction suivie par les épidémies de choléra, on peut observer un mode de propagation quelquefois très régulier, souvent au contraire irrégulier. Dans le premier mode on suit pour ainsi dire le fléau qui s'avance plus ou moins rapidement sur une route régulièrement ascendante. C'est ainsi qu'on l'a vu marcher, soit avec un corps de troupes à travers le Caucase, ou de Kiev à Varsovie, soit avec des marchands de Samara à Orenbourg, soit enfin avec les pèlerins de Damas à la Mecque. Mais le plus souvent, le choléra, malgré la constance de sa direction principale, ne s'étend pas régulièrement de proche en proche; il franchit tout d'un coup de grandes distances, arrive d'un seul bond au centre d'une province, pour revenir ensuite sur ses pas. Cette marche capricieuse a été signalée avec une parfaite concordance par M. Littré, par M. Contour et par M. Monneret [2]. De nombreux exemples de ce fait se sont montrés en Russie pendant l'épidémie dernière. Ainsi, dans le gouvernement de Karkov, le choléra débute au nord du gouvernement, puis apparaît au sud, s'étend à l'est, et remonte vers le nord au-dessus de la ville principale, qu'il n'atteint

[1] Vérollot. *Du choléra-morbus en 1845*, etc. Constantinople, 1848.

[2] *Gaz. méd.*, mém. cit., p. 868.

qu'après être une seconde fois descendu au midi. Enfin, signalons comme une circonstance fort importante l'apparition simultanée du fléau dans plusieurs localités séparées les unes des autres par des distances vraiment considérables, qui ont dans quelques cas dépassé 300 kilomètres.

Il n'existe le plus souvent aucun rapport entre la direction du choléra et celle des vents qui viennent des contrées envahies. Ce n'est qu'exceptionnellement que cette coïncidence a été signalée. Elle a été observée notamment par M. le docteur Willemin en Égypte, où la propagation du choléra a paru plus rapide, et sa gravité plus grande, dans les quartiers les plus sains et les plus opulents du Caire et de Boulac, qui par leur situation étaient les premiers exposés aux vents du nord. Mais, par contre, il est bon de noter que sur la ligne du Volga, dans la dernière épidémie, le vent n'a pas cessé de souffler du nord pendant que le fléau marchait en sens opposé, du sud au nord. La marche des épidémies subit une influence bien autrement constante et tout à fait marquée, c'est celle de la saison d'hiver. Presque partout, en effet, on a vu ses progrès suspendus au moment des plus grands froids. Rarement, toutefois, ils ont été arrêtés d'une manière définitive. Le plus ordinairement c'est une sorte d'engourdissement du fléau qui bientôt se réveille et reprend avec la belle saison sa funeste activité. De 1830 à 1831 en Russie, de 1831 à 1832 dans le nord de l'Angleterre, de 1847 à 1848 à Tver et à Vitebsk dans l'empire russe, et à la fin de cette année même, dans le moment actuel, sur les côtes de France, les deux principales épidémies de choléra nous offrent de semblables haltes résultant des approches de l'hiver.

Phénomènes précurseurs ou concomitants. — Il n'est presque pas d'épidémie de choléra qui n'ait été annoncée plus ou moins longtemps à l'avance par une constitution médicale particulière ordinairement caractérisée par une fréquence plus grande des affections intestinales, diarrhée, dysentérie, coliques, gastralgie. L'observation en a été faite tout récemment encore à Londres, où, dès la fin du mois de juillet de la présente année, on remarquait que la diarrhée était très commune. Il en était de même en Russie, à Saratov, à Astrakhan, à Moscou. Cette influence ne se manifeste quelquefois qu'au début même de l'épidémie; c'est ce que M. Monneret a vu à Constantinople.

Mais il est d'autres phénomènes moins intimement liés en apparence au choléra épidémique, et qui cependant le précèdent souvent. Dans certains cas, ce sont des maladies endémiques ou épidémiques qui sévissent avec plus ou moins de violence avant l'apparition du choléra. Ainsi, à plusieurs reprises, on a signalé la grippe, et il est remarquable que cette affection pestilentielle vient de se montrer en 1847 dans plusieurs contrées de l'Europe, à Madrid, à Londres, à Paris. D'autres fois, les fièvres intermittentes ont acquis une intensité toute nouvelle à l'approche du choléra ; c'est ce qui a eu lieu en Russie, et c'est ce que constate M. Contour.

Enfin, dans un grand nombre de cas, c'est par des épizooties qu'a été annoncée la venue du choléra ; plus souvent il y a eu coïncidence entre l'invasion du fléau sur l'homme et celle d'une maladie très meurtrière sur les animaux domestiques. Dans l'Inde, en Russie, en Pologne, des épizooties meurtrières sont signalées sur les chameaux, les chèvres, les bêtes à cornes, les chiens, les oiseaux de basse cour [1]. On a cité également un grand nombre d'épizooties en France durant l'épidémie de 1832, particulièrement sur les poules [2]. Dès l'apparition du choléra à Paris, le docteur Carrère en signalait une à Choisy-le-Roi et à Bercy, où cinq cents poules périssaient en très peu de jours. D'autres se montraient au mois de mai à Calleville, dans le département de l'Eure ; à Montluel, dans le département de l'Ain ; à Belleville, dans le Rhône ; plus tard, en juillet, à Compiègne, dans le département de l'Oise, et près de Brest, dans le Finistère. M. Clément Désormes communiquait dans le même temps à M. Rayer la description d'une épizootie qui a régné depuis la fin de 1831 jusqu'au commencement d'avril 1832 sur les carpes des étangs de plusieurs cantons, dans le département de Seine-et-Oise [3]. Un fait non moins frappant et non moins significatif pour le sujet qui nous occupe est celui de l'émigration de certains oiseaux à l'approche du fléau. Des corneilles qui nichaient dans le clocher d'une commune du Calvados ont fui devant l'épidémie. A Glatz près Kœnisberg, en Prusse, la même observation est faite sur des milliers de corneilles et de choucas qui abandonnent subitement leurs nids.

[1] Littré, *loc. cit.*, p. 128.
[2] *Gaz. méd.*, *loc. cit. passim.*
[3] *Gaz. méd.*, p. 287.

L'épidémie actuelle a déjà fourni de semblables exemples, principalement en Russie. Au moment où le choléra commençait ses ravages, aux environs de Moscou, parut une épizootie sur les bêtes à cornes; M. Siewruck note également une grande mortalité sur les poules et sur les lièvres. En France il ne semble pas que l'on ait eu jusqu'ici à faire des observations aussi concluantes. Je tiens de M. le professeur O. Delafond qu'il n'y a pas eu dans ces derniers temps d'épizooties bien caractérisées. Il est cependant à ma connaissance que dans une grande exploitation du département de la Marne, les poules ont succombé en nombre extraordinaire, vers le commencement de cette année; que le même fait s'est produit au printemps en Bourgogne, notamment à Dijon; qu'enfin à Vire, dans le département du Calvados, et dans ceux de Maine-et-Loire, d'Ille-et-Vilaine et de la Mayenne, pendant les mois de juillet, août, septembre et octobre, une épizootie très grave a frappé les bêtes à cornes, les porcs et généralement tout le bétail.

Par une circonstance singulière et qui mérite d'être notée, le choléra, même lorsqu'il est arrivé à son plus haut période, n'exclut pas d'autres épidémies. Nous avons vu qu'en 1832, à Constantinople, il avait coïncidé avec la peste. La même année, en France, on observait au mois de mai et de juin, au plus fort du choléra, la suette dans les départements de l'Oise et de Seine-et-Oise, des angines graves dans la Haute-Saône et dans le Lot; enfin une épidémie de fièvre typhoïde à Meures, dans la Haute-Marne. Ces différentes affections, la suette en particulier, ne préservaient pas du choléra ceux qu'elles atteignaient. MM. Hourmann, Ménière et Pinel-Grandchamp, envoyés dans les localités ravagées par la suette, affirment qu'elle se développait chez les cholériques tantôt au début de la maladie, tantôt dans la convalescence. Par une opposition assez remarquable, nous devons rappeler que les fièvres intermittentes qui sévissaient en Russie avant l'arrivée du choléra disparaissaient pendant l'épidémie pour reparaître à son déclin. C'est ce que M. Contour a vu encore pour une autre maladie. Une épidémie de scarlatine régnant à Saratov au moment de l'invasion du choléra, s'arrêta, mais revint quand le fléau tira vers sa fin. Il n'est pas rare non plus de voir la constitution médicale revêtir, au déclin de l'épidémie de choléra, le même caractère qu'elle avait au début. M. le professeur Cruveilhier signalait en 1832 la transformation du choléra en épidémie dysentérique. Quant aux maladies ordinaires, il ne paraît pas qu'elles aient été en général influencées par l'épidémie. Ainsi la fièvre typhoïde, très fréquente à Moscou, n'a pas été modifiée pendant que le choléra y régnait; quoique dans cette ville, contrairement à ce qui a eu lieu pour Paris en 1832, la mortalité par les maladies autres que le choléra ait été moindre que dans les temps réguliers.

Intensité et mortalité. — Les effets du choléra épidémique se sont fait sentir partout avec une intensité à peu près égale. Les races d'hommes les plus diverses ont été frappées sans distinction; et de même toutes les classes, tous les rangs des sociétés les plus contraires ont fourni des victimes. Dans les nombreuses épidémies que nous avons mentionnées, la maladie a presque toujours présenté un mouvement ascendant, un état stationnaire et une période décroissante. Paris en a offert un exemple frappant. Dans quelques autres villes, à Vienne notamment, en 1831, la maladie est arrivée dès la première semaine à sa plus haute intensité. Nous avons montré que les ravages du choléra, sans être partout également considérables, avaient offert ce caractère remarquable que la mortalité n'avait pas notablement varié relativement au nombre des malades; qu'ainsi presque jamais elle n'était au-dessous du tiers et que généralement elle dépassait la moitié du chiffre des personnes atteintes. Aussi est-il vraiment incalculable le nombre des victimes qu'a coûtées au monde le choléra épidémique durant ces trente dernières années.

Cette constance de la mortalité est d'autant plus remarquable, qu'elle paraît n'avoir pas été modifiée par les circonstances qui font le plus souvent diminuer l'intensité des maladies pestilentielles. En effet, si dans le plus grand nombre des cas la mortalité proportionnelle au nombre des malades a diminué à mesure que l'épidémie avançait vers la terminaison, il n'en est pas moins vrai que dans certains lieux, à Smyrne, à Alexandrie, par exemple, la gravité de la maladie n'a pas décru avec la violence de l'épidémie; car, même au déclin, un grand nombre de cas nouveaux étaient encore très promptement mortels. Du reste, dans beaucoup d'endroits, l'épidémie a été d'autant plus courte qu'elle avait été plus intense. Elle s'est au contraire prolongée là où ses ravages avaient été moins prompts et moins cruels. Nous ne croyons cependant pas, malgré l'autorité de M. Monneret, qu'il soit permis de calculer l'intensité du choléra épidémique d'après la durée de son séjour, et de chercher une preuve de la plus grande bénignité de l'épidémie de 1848 dans le long espace de temps pendant lequel elle est restée à Moscou. En effet, l'exemple de Paris, ravagé six grands mois en 1832, montre bien que, dans l'appréciation de l'intensité du choléra, il faut avoir égard moins à la durée totale qu'à l'activité de la période d'accroissement et au caractère général de l'épidémie. Or, sur ce point, nous avons vu qu'il n'y avait pas de bien grandes différences entre les diverses épidémies de choléra et notamment entre la dernière et celles qui l'ont précédée.

CHAPITRE V.

Causes.

En commençant l'étude des causes du choléra épidémique, il est bon de rappeler que les maladies pestilentielles ne sont pas de celles dont il soit donné à l'homme de pénétrer l'origine ni de connaître le principe. Là, suivant les expressions de M. Littré (1),

(1) *Des grandes épidémies.* Revue des deux mondes, 1836, 4e série, t. V, p. 221.

tout est invisible, mystérieux, tout est produit par des puissances dont les effets seuls se révèlent à nous. Et cependant il n'est pas de sujet sur lequel aient été accumulées plus de théories, plus d'hypothèses insoutenables. Pour nous, bien convaincu de la stérilité de semblables efforts, nous ne chercherons pas la cause du choléra; nous nous contenterons d'accepter comme un fait le principe pestilentiel lui-même, et de rapporter à ce principe le caractère épidémique, le mode de propagation et l'action terrible du fléau. Nous devons toutefois tâcher de nous rendre compte des circonstances particulières, des influences plus ou moins bien déterminées qui peuvent jouer un rôle dans le développement et l'extension de la maladie. C'est à cet examen que nous bornerons l'étude des causes du choléra épidémique.

Celles-ci se réduisent donc à des influences tantôt générales, tantôt individuelles, dont l'importance, quoique secondaire, ne saurait être méconnue. Elles peuvent être divisées en influences telluriques, atmosphériques, hygiéniques, constitutionnelles, morales et spécifiques. A ces dernières se rattache la question de la contagion; nous les étudierons dans cet ordre.

INFLUENCES TELLURIQUES.

Parmi les circonstances générales par lesquelles on a cherché à expliquer l'invasion et la marche des épidémies de choléra, l'une des premières consiste dans la constitution intime et dans les révolutions du globe terrestre.

Cette hypothèse, que M. Fourcault a tout récemment présentée avec de nouveaux détails [1], avait été émise dès 1832 par un géologue distingué. En effet, le 30 juillet, pendant que l'épidémie sévissait en France, M. Boubée communiquait à l'Académie des sciences des recherches étendues sur la marche du choléra comparée à la composition géologique des lieux marqués par son passage. Il résultait de cette étude que les terrains anciens sont épargnés, tandis que les terrains tertiaires et d'alluvion sont les plus maltraités. M. Boubée concluait qu'en France les points les plus sûrs pour se mettre à l'abri du fléau, devaient être la majeure partie de la Bretagne, du Limousin, de l'Auvergne, des Cévennes et des Pyrénées. Mais pour montrer combien peu l'on doit se fier à de pareilles assertions, il suffit d'ajouter que, parmi les lieux désignés par la géologie comme les foyers les plus funestes, on trouve Lyon, la Guyenne, la Gascogne, qui, en fait, ont été complétement épargnés. La théorie renouvelée par M. Fourcault résiste moins encore à l'observation exacte des faits. Développée d'une façon fort obscure, elle rencontre de nombreuses exceptions qu'il est impossible de regarder, quoi qu'en dise l'auteur comme confirmant la règle. En effet, d'après cette hypothèse, Paris serait rangé dans les lieux exceptionnellement atteints! Enfin, de graves erreurs de faits infirment encore les preuves sur lesquelles M. Fourcault prétend appuyer son système. Après avoir comparé Moscou à Marseille et affirmé fort gratuitement que presque jamais on ne

(1) *Union médicale*, 1848, 10 octobre.

voit les affections épidémiques à la source des fleuves et sur leur cours, il ajoute : « En France, le choléra a suivi les mêmes lois, et *lorsque la cause physique initiale a été peu intense*, il n'a point abandonné le littoral de la mer ni l'embouchure des fleuves pour s'éloigner dans les contrées centrales. » Malgré le peu de clarté de cette proposition, on n'a pas oublié combien de faits empruntés à l'histoire des épidémies en Russie, dans l'Europe centrale, à Paris même, se réunissent pour la combattre et la renverser.

Les révolutions du globe, les tremblements de terre, si bien faits pour frapper l'imagination à l'égal des fléaux pestilentiels, ont été invoqués comme pouvant expliquer la diffusion du choléra sur la plus grande partie du globe. M. Schnurrer a particulièrement insisté sur cette idée, et il a vu un rapport de cause à effet dans la propagation du choléra et dans les nombreux tremblements de terre qu'ont éprouvés successivement l'Asie et l'Europe (1). Mais le fait est aussi douteux que les conséquences qu'on en tire. Quant à la présence des rivières et des grandes masses d'eau, la marche des épidémies de choléra nous a clairement montré qu'elle était loin d'avoir l'influence qu'on lui a attribuée.

Du reste, ces diverses hypothèses ont été jugées comme nous les jugeons nous-même, par M. Littré et par M. Monneret, dont nous adoptons la conclusion : « Tout ce qu'on a écrit pour prouver que le choléra suit de préférence les terrains dont la constitution géologique est identique, est en opposi-

(1) Littré, *loc. cit.*, p. 125.

tion manifeste avec un grand nombre de faits contraires. »

INFLUENCES ATMOSPHÉRIQUES.

Les conditions atmosphériques et les phénomènes météorologiques dont l'action sur l'économie vivante ne saurait être contestée, sembleraient devoir contribuer, plus qu'aucune autre cause, au développement et à la propagation du choléra. Il paraît même difficile de croire qu'il n'y ait pas dans ces conditions quelque influence qui nous échappe, et l'on doit reconnaître que ce côté de la question n'a pas été étudié d'une manière suffisante à l'aide de recherches suivies et véritablement scientifiques. Les assertions théoriques sont sur ce point plus nombreuses que les observations et les expériences. Enfin, outre cette lacune, il faut ajouter que certains faits en apparence très significatifs et bien constatés ont besoin d'être examinés et rigoureusement interprétés avant d'être admis à titre de causes même secondaires du choléra épidémique.

Nous devons donc passer en revue successivement la composition de l'air et ses variations barométriques, les conditions de température et d'électricité atmosphériques, l'état hygrométrique, et les mouvements des courants atmosphériques, spécialement observés dans les épidémies de choléra.

Composition de l'air. — A plusieurs reprises, des analyses ont été tentées dans le but de rechercher si l'air avait subi quelques changements dans ses qualités physiques ou chimiques, dans le temps et dans les lieux où sévirent les épidémies de choléra.

Il ne paraît pas, quoique le docteur Prout ait noté une augmentation de densité de l'air, que l'on ait constaté des variations barométriques bien sensibles dans les différentes contrées ravagées par le fléau. Quant à la composition de l'air, elle n'a jamais varié. Une analyse toute récente, faite cette année même par le docteur Luskowski, professeur de pharmacie à Moscou, n'a donné qu'un résultat tout à fait négatif.

Température. — Si l'on considère que la température est le principal élément de la différence des climats, et que le choléra n'a pas été arrêté par les climats les plus contraires; il est impossible d'attacher une valeur absolue à l'influence de la température. Celle-ci s'exerce cependant d'une manière manifeste sur la marche des épidémies. Non seulement le fléau a pris naissance dans un des pays les plus chauds du globe, mais encore la chaleur a constamment favorisé ses progrès, tandis que le froid les a partout suspendus, quelquefois même définitivement arrêtés. Il résulte de là une influence très marquée des saisons. C'est là le seul fait qu'il soit permis de regarder comme positif, car il n'est pas permis d'assigner une limite aux variations de température observées dans les différentes épidémies. Nous ajouterons seulement qu'en France, la température moyenne de l'année 1831 avait dépassé d'un peu plus d'un degré la moyenne ordinaire, et que durant l'épidémie de 1832, les indications thermométriques, d'ailleurs très variables, n'avaient présenté aucun rapport fixe avec les oscillations qui ont signalé la marche du fléau. On ne peut nier toutefois que, dans les pays chauds surtout, les variations considérables n'agissent comme causes occasionnelles très puissantes de la maladie.

Électricité. — Ce n'est pas une idée toute nouvelle que celle qui, attribuant à l'électricité un rôle très actif dans la production du choléra, semble aujourd'hui préoccuper les esprits à un si haut degré. Mais avant d'exposer et de discuter les faits sur lesquels s'appuie cette opinion, nous sentons le besoin de rappeler quelques principes qu'il importe de ne pas perdre de vue dans une semblable étude. Nous les empruntons à notre savant collègue, M. le docteur Ch. Martins [1], qui, mieux que personne, est en mesure d'éclairer ces questions. « Parmi tous les phénomènes météorologiques, il n'en est point dont l'observation soit plus délicate que celle des manifestations électriques. Elle exige une grande habitude et des précautions infinies. Une vapeur, un nuage, un peu de brouillard suffisent pour changer toutes les indications. » Nous allons voir si l'on a toujours tenu compte de cette judicieuse observation, dans les théories relatives aux causes du choléra.

Dès 1830, en Russie, M. le professeur Brosse cherchait dans l'action de l'électricité atmosphérique l'explication du choléra épidémique. La même opinion était professée à Vienne et en Allemagne par Buzzorini. Sous l'influence d'idées purement théoriques, le docteur Harveng, de Manheim, en 1832, avait comparé les symptômes du choléra, contractions spasmodiques, crampes, etc., avec les phénomènes que l'électricité détermine sur

(1) *Météorologie de la France*, extrait de *Patria*, p. 212.

l'organisme; et le savant M. Grüdner, dans son important traité publié à Berlin en 1836, avait construit sur cette hypothèse toute une théorie du choléra [1], assemblage confus d'explications physico-chimiques et d'assertions purement gratuites, incapables de supporter ni l'analyse ni la critique.

Jusque-là, on le voit, les auteurs n'étaient pas sortis de la spéculation; la dernière épidémie, en réveillant ces idées assez vaguement exprimées, a fourni l'occasion de constater certains faits qui ont paru de nature à leur donner une base plus solide.

Nous avons vu déjà que, dans quelques localités, soit en Orient, soit au centre de l'Europe, l'apparition ou la disparition du choléra a coïncidé avec des orages très forts. A Vienne, en 1831, l'épidémie est précédée par un semblable météore électrique. A Jassi et à Constantinople, en juillet 1848, on remarque, au contraire, qu'elle décroît à la suite d'orages répétés et violents. Mais il est d'autres observations plus dignes d'attention. A Moscou, en 1847, M. le professeur Blumenthal remarque que les appareils condensateurs retiennent moins sûrement l'électricité; la force d'un aimant est notablement diminuée, et l'aiguille ne présente plus son inclinaison habituelle. A Saint-Pétersbourg, pendant que le choléra est à son maximum d'intensité, l'action du magnétisme est presque neutralisée, et dans la période décroissante de l'épidémie, cette action reprend par degré sa puissance première. Un aimant qui habituellement soutenait 40 kilogr. n'en porte pas plus de 7, et à la même époque le té-

[1] *Loc. cit.*, p. 146.

légraphe électrique ne peut plus fonctionner. On m'assure que les mêmes faits ont été observés à Rotterdam au mois d'octobre dernier; le télégraphe électrique qui s'étend de cette ville à Amsterdam est resté inactif, et un aimant de la force de 10 kil. a été réduit à 4. M. Contour rapporte qu'à son arrivée à Moscou, il a été frappé de la facilité avec laquelle sa chevelure devenait électrique; il suffisait d'y passer la main pour que les cheveux manifestassent des mouvements électriques, et chaque dent du peigne laissait échapper une étincelle; et il s'assurait qu'un grand nombre de personnes éprouvaient la même chose. Enfin, le même observateur a appris que, du 27 septembre au 27 décembre 1847, quatre aurores boréales avaient été signalées à une époque, disait-on, où ces météores sont ordinairement beaucoup plus rares.

Tels sont les faits indiqués comme pouvant servir à démontrer le rapport qui existe entre la perturbation de l'électricité atmosphérique et l'apparition des épidémies de choléra. Nous pouvons ajouter, à titre de rapprochement, ces contractions spontanées, peut-être de nature voltaïque, signalées sur des cadavres de cholériques (1). M. Fourcault n'a pas hésité à s'emparer de ces faits pour fonder une théorie suivant laquelle la cause du choléra résiderait dans un défaut d'équilibre entre le magnétisme terrestre et le fluide magnétique de l'atmosphère (2). Ce simple énoncé suffit pour montrer combien cette hypothèse obscure est contraire aux plus simples

(1) Voyez page 19.

(2) *Union médicale*, 1848, 12 septembre.

notions de physique générale, et nous n'avons pas à discuter en détail les propositions du médecin que nous venons de citer ; il est plus important d'examiner et d'apprécier les faits que nous venons d'exposer.

Or, quelque authentiques et quelque multipliées même que soient les observations dont il s'agit, nous déclarons que nous sommes loin de leur attribuer la valeur que l'on est tenté peut-être de leur accorder sur la simple apparence. En effet, n'oublions pas que, pour être fondé à y voir la cause du choléra, il faut que les faits soient établis par une expérimentation comparative suffisante ; or, sans entrer encore dans l'examen des phénomènes, nous ne voyons pas que l'on ait cherché si, en dehors des épidémies de choléra, dans d'autres temps, dans des conditions différentes, les mêmes accidents n'ont pas pu se montrer. La concordance et le nombre des observations récemment annoncées ne prouvent qu'une chose, c'est que l'attention publique, non seulement parmi les savants, mais surtout parmi les personnes les plus étrangères à la science, est particulièrement éveillée sur ce point.

Quelle est maintenant la signification propre de tous ces faits. Ils sont de plusieurs espèces : 1° la tension exagérée de l'électricité à la surface des appareils condensateurs ou conducteurs, parmi lesquels doivent être rangés les fils télégraphiques ; 2° l'état électrique des corps vivants ; 3° la diminution de force des aimants et la déviation des aiguilles aimantées ; 4° les orages et les aurores boréales. Cherchons à apprécier ces diverses catégories de phénomènes d'après les données de la science, que nous avons rappelées en commençant, et surtout en ne nous écartant pas des principes certains que la physique nous enseigne.

La déperdition que subissent les appareils de condensation ou les conducteurs électriques dépend uniquement de circonstances locales, et particulièrement de l'humidité du milieu dans lequel se trouvent placés les appareils. Pour montrer combien c'est là un fait impossible à généraliser et absolument insignifiant, quand surtout il n'est constaté que par une observation très circonscrite, il suffit de rappeler que plus d'une fois, dans ses leçons à la Faculté de Paris, M. le professeur Gavarret a fait remarquer à ses nombreux auditeurs, que les machines qui fonctionnaient le mieux dans le cabinet de physique perdaient toute action quand elles étaient apportées dans l'amphithéâtre. La tension exagérée et la déperdition d'électricité qui ont lieu dans les appareils conducteurs ou condensateurs ne sauraient donc être expliquées que par quelque condition toute locale et probablement par l'humidité de l'air.

Ce que l'on a appelé l'état électrique des corps vivants, d'où dériveraient ces mouvements des cheveux, ces étincelles qui en jaillissent, ne représente pas le moins du monde un phénomène général, propre à démontrer une perturbation de l'électricité atmosphérique. Le corps de l'homme, en communication avec le sol, ne peut jamais offrir une tension électrique appréciable, ou ce que l'on a appelé très improprement une électricité particulière. Il peut bien être électrisé par influence ; mais dans ce cas l'influence se ferait sentir à la fois sur lui et sur la généralité des êtres, sur toutes les parties du milieu qui l'entourent, c'est-à-dire qu'elle ne serait pas appréciable. Il n'y a donc pas, à vrai dire, d'état électrique propre du corps. Les mouvements et les étincelles des cheveux au contact de la main ou des dents d'un peigne, constituent un phénomène électrique très simple, mais isolé, produit directement par le frottement, et qui doit être d'autant plus marqué que la partie où il se manifeste est plus sèche, ce qui serait, comme on le voit, en contradiction avec le premier fait qui, ainsi que nous l'avons dit, paraît dépendre de l'humidité dans laquelle sont placés les appareils électriques. Un autre phénomène observé sur les corps vivants, et qui aurait certainement beaucoup plus de valeur, s'il n'était mieux interprété, consiste dans ces contractions musculaires qui ont lieu spontanément sur les cadavres de quelques cholériques. Nous n'hésitons pas à les considérer comme des mouvements galvaniques; mais ils ne sont en aucune façon propres au choléra : on les rencontre généralement dans tous les cas où la mort est survenue d'une manière très rapide, et ils sont dûs à l'activité persistante du système nerveux dans lequel réside, comme on sait, un courant propre d'électricité dynamique, qui peut entrer en action sous l'influence de diverses conditions extérieures.

Les deux ordres de phénomènes qui nous restent à apprécier ont incontestablement plus d'importance. La diminution de force des aimants, les déviations de l'aiguille et les aurores boréales atteste-raient, en effet, une perturbation singulière des phénomènes magnétiques. Mais, sans contester l'authenticité des faits rapportés, on peut douter qu'ils aient été bien observés et sur une assez grande échelle. En effet, il ne paraît pas que cette puissance moindre des aimants, quoiqu'elle soit de nature à frapper l'esprit de tous et les yeux les moins ouverts à la science, quoiqu'elle soit en outre très facile à constater, l'ait été dans tous les lieux, ou même seulement dans les principales villes où pendant des mois entiers a sévi le choléra. Il est donc impossible jusqu'ici de tirer de cet accident particulier aucune conclusion légitime. Quant aux déviations de l'aiguille aimantée, qui tiennent ordinairement à l'influence de certains météores électriques, il y aurait à rechercher si, là où elles ont été notées, elles ne se rattachaient pas précisément à une semblable cause, notamment à des orages ou même à quelque aurore boréale. Ce dernier phénomène serait à mes yeux le fait dominant, s'il était prouvé que les aurores boréales fussent réellement plus communes durant les épidémies de choléra; car c'est là incontestablement une des manifestations les plus considérables et les plus singulières de l'état magnétique du globe terrestre; et quelque obscure qu'elle soit encore, l'influence de ce grand météore ne saurait être absolument contestée. Mais nous manquons encore sur ce point de preuves suffisantes. On a bien noté en Russie, du 27 septembre au 27 décembre de l'année dernière, quatre aurores boréales, et nous pouvons ajouter qu'en 1831, le 7 janvier, avait paru, dans une étendue immense, une aurore visible à la fois dans toute l'Europe septentrionale et centrale et jusque dans l'Amérique du Nord. Mais il ne suffit pas que de smblables météores aient paru durant des épidémies de choléra, il faudrait qu'elles eussent été plus communes. C'est là ce qui n'est nullement démontré. Kaemtz [1] indique les mois de mars, septembre et octobre comme ceux dans lesquels se montrent en plus grand nombre les aurores boréales. Et c'est précisément de septembre à décembre qu'ont été observées en Russie les quatre aurores de l'année dernière, ce qui ne permet pas de voir là une fréquence inusitée. Le savant professeur de Halle a d'ailleurs fait remarquer que depuis 1820 les aurores boréales sont redevenues beaucoup plus communes qu'elles ne l'avaient été durant les vingt années précédentes. Y verra-t-on quelque rapport avec l'invasion du choléra qui précisément commençait vers cette époque à marcher et à s'étendre vers le nord et vers l'occident ?

Quoi qu'il en soit, et quelque opinion que l'on se fasse sur cette difficile question, nous voulons qu'il soit bien entendu qu'on ne doit admettre, entre ces faits et le développement du choléra épidémique, qu'une simple coïncidence, dont il resterait à bien déterminer les limites, et que, dans aucun cas, l'on ne pourrait être autorisé à dire, comme on a trop de tendance à le faire aujourd'hui, que la cause du choléra réside dans une perturbation de l'élec-

(1) *Cours complet de météorologie*, traduit par Ch. Martins. Paris, 1843, p. 457.

tricité atmosphérique et des phénomènes magnétiques du globe. Nous n'avons donné tant d'étendue à cet examen qu'en raison même de cette disposition des esprits qu'il nous a paru nécessaire de combattre.

État hygrométrique. — Parmi les influences atmosphériques les plus propres à favoriser le développement et les progrès du choléra, il n'en est pas de plus actives, au dire de la plupart des auteurs, que l'humidité de l'air, jointe surtout à une température élevée. Des météores aqueux ont été signalés dans un grand nombre de lieux traversés par les épidémies de choléra. En Russie, en Autriche, en Hongrie, en Prusse, en France, on a remarqué des brouillards d'une intensité extraordinaire et parfois d'une odeur insupportable, et des pluies abondantes. En général, l'état hygrométrique de l'atmosphère s'est maintenu à un degré assez élevé, soit avant, soit pendant les épidémies de choléra. M. le professeur August de Berlin, qui s'est livré à des recherches fort exactes et fort étendues sur ce sujet [1], a montré que la maladie a toujours augmenté et diminué avec l'humidité de l'air. Il est également constant qu'à Paris, l'année qui a précédé l'invasion du choléra a été plus humide que sèche, et plus chaude que froide, et que dans les premiers mois de 1832, le ciel, presque constamment obscurci par des nuages, du brouillard, de la pluie, était resté sombre et couvert [2].

Pour laisser à ces observations météorologiques

(1) *Luft's Feuchtigkeit und Cholera.* Berlin, 1832.

(2) *Rapport de la commission*, *loc. cit.*, p. 71.

toute leur valeur, il est très important de ne pas tomber dans l'erreur très commune, qui consiste à confondre l'état hygrométrique de l'atmosphère avec la constitution du sol, et la présence des grandes masses d'eau dont l'influence générale est nulle, ainsi que nous l'avons vu déjà, ou du moins ne s'exerce qu'indirectement et comme élément de la salubrité des lieux, ainsi que nous le dirons bientôt.

Action des vents. — L'étude de la direction du choléra dans sa marche à travers des contrées si nombreuses et si diverses ne permet pas d'attacher une sérieuse importance à l'action des vents. Il existe des faits trop contradictoires pour en déduire une doctrine générale. Nous devons donc nous borner à enregistrer les observations qui ont été faites à cet égard en différents pays. On se rappelle que le vent du nord ne cessa pas de souffler pendant que le choléra se dirigeait en sens opposé le long du Volga. Mais le contraire a été noté plus d'une fois. August a vu que la violence de l'épidémie de Berlin, en 1831, était augmentée par les vents d'est et de nord-est, tandis qu'elle décroissait sous l'influence des vents de l'ouest et du midi. Il semble aussi qu'à Paris, en 1832, la direction des vents n'a pas toujours été indifférente. Du 1er au 12 avril, c'est-à-dire pendant le temps où l'épidémie a exercé ses plus cruels ravages, le vent a été constamment nord et nord-est; et il est remarquable que c'est le même vent de nord, nord-est qui a soufflé dans les premiers jours de juillet, époque où l'épidémie se ranima. L'exposition des lieux, qui diffère surtout par la nature des vents qu'ils reçoivent, ne paraît jouer aucun rôle relativement à la plus ou moins grande activité des épidémies de choléra. Si l'on avait cru d'abord qu'à Paris, les points exposés au midi avaient été plus maltraités que les autres (1), cela tenait uniquement à l'aménagement intérieur des habitations de la ville dans lesquelles les chambres à coucher, celles où ont lieu les décès, sont pour la plupart placées sous cette exposition.

En résumé, les calculs statistiques les plus concluants (2) semblent démontrer, qu'en général, ni les variations de température, ni la nature des vents, ni leur direction, ni la différente exposition des lieux n'influent sur le développement, la marche et l'intensité du choléra épidémique.

INFLUENCES HYGIÉNIQUES.

Il est facile de pressentir comment les conditions hygiéniques peuvent agir, au moins comme causes secondaires dans la production du choléra. La salubrité des villes et des habitations, l'entassement des populations, l'exercice de certaines professions, le régime de vie ont, dans toutes les maladies épidémiques, une influence qu'on ne saurait nier, et qui n'a pas été moins évidente dans les irruptions de choléra.

Salubrité. — Il existe entre les différents pays, entre les diverses localités qu'a traversées le choléra, d'assez profondes différences, eu égard à la salubrité, pour qu'il soit possible d'apprécier la

(1) Rochoux, *Notice sur le choléra.* Arch. génér. de méd., 1832.

(2) Rapport de la commission, *loc. cit.*, p. 74, et docteur Brandin, *Del cholera asiatico*, Paris, 1832.

portée de cette influence. Mais pour celle-ci, comme pour la plupart des autres, on ne tarde pas à reconnaître que les effets les plus contraires ont été observés. Si le plus souvent les lieux salubres, c'est-à-dire suffisamment élevés, réunissant les conditions d'espace, d'aération, de propreté, ont été beaucoup moins maltraités que les endroits où ils rencontraient les circonstances opposées; si à Constantinople, à Moscou, à Berlin, à Londres, à Paris [1], à Lille, dans les quartiers composés de rues étroites, sales et humides, la mortalité a été de plus de moitié supérieure à celle des rues larges et aérées; s'il est constant, en un mot, que les endroits bas, enfoncés, humides, sont plus exposés aux ravages des épidémies de choléra que les lieux élevés, découverts et secs, des anomalies nombreuses observées dans la mortalité relative de certaines localités, dont la salubrité est essentiellement différente, ne permettent pas de tenir compte d'une manière absolue des conditions que nous venons d'indiquer. N'est-il pas singulier, en effet, qu'à Paris, pour nous borner à des exemples pris sous nos yeux, la rue Cassette, où existent de nombreux hôtels et de vastes jardins, soit, au point de vue de la mortalité, sur la même ligne que la rue de la Verrerie, uniquement formée de magasins obscurs et de cours étroites (39 décès sur 1,000 habitants); la rue Saint-Dominique-Saint-Germain, riche, spacieuse, presque toujours propre, plus maltraitée (38/1000) que la rue de la Harpe, sinueuse, pauvre, étroite et constamment fangeuse (20/1000); la rue des Marmousets

[1] Le rapport a été de 33,87 sur 1000 pour les rues malsaines, contre 19,25 seulement pour les rues plus salubres.

enfin, ruelle noire, infecte, plus épargnée que la rue du Bac, où l'air et la lumière circulent entre des habitations pour la plupart salubres et bien construites.

Cependant, malgré ces exceptions, dans tous les pays, tout le monde est unanime à reconnaître que généralement c'est dans les maisons obscures, sales, humides des rues basses et peu accessibles au soleil et au vent, où une population misérable est encombrée dans des logements sales et resserrés que le choléra a multiplié ses victimes. L'entassement et la misère ont partout, en effet, contribué puissamment à étendre et à aggraver les ravages de l'épidémie. Les foyers infects des paysans russes, les caves des mendiants de Hambourg ou des malheureux ouvriers de la Belgique et de la Flandre française, les bouges de Londres, les cloaques infects des rues de la Cité et du quartier de l'Hôtel-de-Ville à Paris, ont été décimés par le choléra en 1831 et 1832: et aujourd'hui encore, c'est dans les lieux où se trouve agglomérée la population la plus pauvre de Constantinople, les petits commerçants, les marins et les hommes du port (1); c'est dans les plus pauvres habitations de la Hollande et de l'Angleterre; c'est dans les misérables cabanes des pêcheurs des côtes de la mer du Nord et du Pas-de-Calais que reste bornée l'épidémie actuelle. Le rôle particulier que jouent l'encombrement et le défaut d'aération suffisante dans l'intensité du mal, résulte d'observations faites à l'hospice de la Salpêtrière (2), le renouvellement de l'air a suffi pour enrayer les

(1) Monneret, *loc. cit.*

(2) Piorry, *De l'hygiène des habitations.* Thèse de concours, Paris, 1838, p. 73.

progrès de l'épidémie; et à Breslau, où la dissémination des familles très nombreuses dans des habitations plus vastes a produit le même résultat [1].

Une autre cause d'insalubrité, qu'il importe d'examiner, consiste dans les émanations de diverse nature qui, dans certaines localités, peuvent contribuer à vicier l'atmosphère. Là encore, nous rencontrons des faits contradictoires. Nous avons vu, aux environs de Nantes, des émanations putrides provoquer en apparence l'explosion du choléra; M. Littré cite des exemples analogues [2]. Et cependant aux environs de Paris, les émanations les plus fétides, de nature animale ou autre, provenant des étangs de Montfaucon, de féculeries, de boyauderies, les vapeurs ammoniacales les plus subtiles n'ont exercé aucune influence fâcheuse dans les localités voisines. Il est même très remarquable de voir combien les effets de l'épidémie ont été modérés dans les communes de Gentilly, Clichy, Colombes, Grenelle, la Villette, Pantin, Noisy-le-Sec, etc., où résident de semblables foyers d'infection.

Malgré l'incertitude de ces données relatives à l'influence de l'insalubrité des villes et des habitations, il est permis de penser, il est même impossible de ne pas croire que les changements considérables qui ont été exécutés dans les principales villes de l'Europe, l'assainissement de la plupart d'entre elles, ne peuvent être sans influence sur l'intensité du fléau. Déjà, durant la présente année, la marche du choléra à Berlin, à Amsterdam, à

(1) Gaymard et Girardin, *loc. cit.*, p. 83.

(2) *Loc. cit.*, p. 130.

Londres, semble confirmer cet espoir. S'il en est ainsi, Paris doit, plus qu'aucune autre ville, ressentir l'heureux effet des prodigieux travaux d'assainissement qui, depuis quinze ans, se sont opérés dans son sein. Les quartiers les plus cruellement frappés en 1832, ceux de la Cité, de l'Hôtel-de-Ville, sont réellement méconnaissables, le jour, la lumière y ont pénétré; des rues spacieuses, des maisons salubres ont remplacé les sombres ruelles, les affreux réduits qui ont autrefois offert tant de prise à l'épidémie. L'augmentation considérable de la population qui de 1832 à 1846 s'est élevée de 785,862 à 1,053,897 âmes, le déplacement d'une partie des habitants, l'extension de quartiers autrefois déserts, la prolongation des quais sur toute l'étendue des rives de la Seine, l'érection de fontaines multipliées qui fournissent une masse d'eaux ménagères vraiment énorme, et ont si merveilleusement assaini la voie publique, enfin l'éloignement des établissements insalubres (1), ne peuvent manquer de modifier la marche, et, nous devons l'espérer, d'atténuer la violence du fléau, s'il nous est réservé d'en subir de nouveau la funeste atteinte.

Professions. — Malgré les efforts très louables et le zèle intelligent des statisticiens et notamment de la commission centrale de Paris, il est impossible de déduire, des recherches considérables entreprises sur ce sujet, aucune donnée précise sur l'influence particulière des professions. Tout se réduit aux dif-

(1) On consultera à ce sujet avec le plus grand fruit la *Statistique de la population de Paris* (1847), œuvre remarquable due à l'un de nos administrateurs les plus distingués, M. Husson, chef de division à la préfecture de la Seine.

férences générales qui résultent de la position sociale et des conditions de bien-être physique et moral, opposées aux misères du vice et aux souffrances de la pauvreté. Nous réservons pour la question de la contagion l'examen de l'influence de certaines professions spéciales qui exposent ceux qui les exercent au contact habituel des malades.

Régime. — La manière de vivre, et particulièrement le régime alimentaire mal dirigés, doivent être comptés parmi les causes prédisposantes et occasionnelles les plus efficaces du choléra épidémique. D'une part, les privations qui résultent de la misère et le mauvais choix des aliments; d'une autre part, les écarts de régime, les excès de table, et par-dessus tout l'abus des liqueurs alcooliques, favorisent, plus qu'aucune autre cause, la production de la maladie (1). C'est ainsi qu'une alimentation insuffisante, l'usage exclusif ou immodéré de fruits mal mûrs, de substances de difficile digestion, l'ingestion de boissons froides ou même de la glace, l'abus des médicaments purgatifs pendant l'épidémie, peuvent déterminer immédiatement une attaque de choléra. Une remarque assez singulière, et qui est de nature à faire bien comprendre l'influence d'une alimentation insuffisante, a été faite à plusieurs reprises chez les Musulmans. Cette année encore, à Constantinople, une recrudescence de l'épidémie de choléra s'est manifestée à l'époque du Rhamazan, où la religion commande un jeûne absolu et prolongé. Mais rien ne prédispose davantage à subir l'atteinte du choléra, que l'habitude de

(1) Littré, *loc. cit.*, p. 129, Bouillaud, *loc. cit.*, p. 183.

l'ivrognerie, surtout quand elle est poussée au point où les liqueurs les plus fortes remplacent, pour des estomacs délabrés par les excès, toute espèce de nourriture substantielle. Cette influence s'est fait sentir non seulement en Russie et en Prusse, mais en France, par l'entrée d'un plus grand nombre de malades dans les hôpitaux, à la suite des jours qui, dans tous les pays, sont consacrés aux excès de boisson qu'engendre l'oisiveté. L'*Union médicale* du 7 octobre 1848, rapporte un fait qui peut, mieux que tout autre, mettre en lumière l'action puissante du régime. Dans une grande filature de Saint-Pétersbourg, sur 700 individus qui y sont employés, la moitié environ, hommes et femmes, est logée et nourrie dans l'établissement, qui est soumis à une règle commune et à une active surveillance ; l'autre moitié des ouvriers vit en ville et librement. Sur la première moitié, qui est la plus considérable, 83 furent atteints par le choléra et 5 seulement moururent. Sur la seconde, c'est-à-dire sur un peu plus de 300 individus, il y eut 120 malades et 44 morts.

En résumé, on voit quelle place importante ces diverses influences hygiéniques tiennent dans l'histoire des causes du choléra. Un fait qui semble bien propre à en donner la preuve éclatante et que nous tenons à citer, c'est l'immunité qui, en 1847 comme en 1830, a été acquise au bourg de Sarepta, fondé sur les rives du Volga, par les frères Moraves, et à des colonies allemandes établies en Gallicie, où les habitudes d'une vie réglée en commun, soumise à toutes les conditions du régime le mieux ordonné, de la propreté la plus stricte, et surtout exempte des soucis et des vices qu'entraînent à leur suite l'esclavage et la misère, ont préservé à deux reprises leurs habitants, quoique ces diverses localités fussent placées sur le passage et au milieu même du foyer de l'épidémie.

INFLUENCES CONSTITUTIONNELLES.

Les conditions individuelles qui résultent de l'âge, du sexe, de l'état général de la constitution, ont été en partie appréciées par le simple exposé des chiffres de mortalité. On a vu que si tous les âges avaient été frappés, l'enfance l'avait été moins que les autres. C'est comme exception que l'on a cité des cas de choléra observés sur des enfants de deux à neuf mois [1], et dans tous les pays on a remarqué le petit nombre d'enfants atteints au-dessous de sept ans. Pour les autres âges, rien de semblable n'est à noter, si ce n'est que l'âge moyen de la vie est le plus exposé à la maladie.

Il ne paraît pas, si l'on considère l'ensemble des résultats statistiques, qui varient sur ce point dans diverses localités, qu'il y ait entre les deux sexes une différence notable, relativement à la prédisposition au choléra.

Quant à l'état de la constitution, s'il n'y a pas lieu, dans l'étude étiologique du choléra, d'avoir égard à l'influence du tempérament, il est assez généralement admis que les individus épuisés par des maladies antécédentes sont plus généralement atteints. Cette remarque a pu être faite dans des conditions

(1) Rufz, *Du choléra chez les enfants.* Arch. génér. de méd., t. XXIX, p. 346.

d'exactitude et d'uniformité suffisamment rigoureuses parmi les hommes qui composaient la garnison de Paris en 1832. Cependant il est incontestable qu'il y a à cet égard de nombreuses exceptions, et que les individus les plus vigoureux, les mieux portants, sont souvent frappés avec plus de violence et enlevés plus rapidement que des gens débiles et d'une nature chétive. Nous n'oublierons pas ici l'importante observation de M. le docteur Contour, sur la remarquable rareté des phthisiques enlevés par le choléra dans les hôpitaux de Moscou.

INFLUENCES MORALES.

Les affections de l'âme, et principalement les émotions qui sont de nature à déprimer les forces morales, sont indiquées comme causes à la fois prédisposantes et occasionnelles du choléra. Il est impossible d'admettre cette influence d'une manière générale ; il est d'ailleurs très difficile d'en apprécier l'action particulière. Ce qui paraît le moins contestable, c'est que la peur outrée de la maladie a pu, dans certains cas, en favoriser le développement, quoique bien des faits contraires enlèvent à cette observation une partie de sa valeur. Il est beaucoup plus douteux que les impressions morales d'une autre nature aient une pareille influence. Les effets de l'épidémie sur les aliénés, signalés avec tant d'autorité par M. Ferrus, nous les ont montrés presque également frappés que les individus sains d'esprit. C'est là une observation très digne d'être mentionnée, et qui ne permet pas d'attacher trop d'importance à l'action des causes morales.

CONTAGION.

Il nous reste encore à aborder une question qui, quoique jugée en apparence pour les observateurs modernes, et particulièrement pour les médecins français, n'en préoccupe pas moins très vivement les esprits, et est encore diversement résolue par les savants étrangers. Nous voulons parler de la contagion. Certes, si le moindre doute pouvait subsister au sujet de la contagion ou de la non-contagion du choléra épidémique, on comprend combien une pareille question serait de nature à agiter les esprits. Aussi est-il impossible de la passer sous silence, et de ne pas revenir sur l'examen des faits et des raisons qui ont cependant définitivement établi la non-contagion du choléra.

Nous devons faire d'avance quelques réserves sur cette question de la contagion. On ne doit entendre sous ce titre que la transmission de la maladie de l'individu malade à l'individu sain, par suite d'un contact médiat ou immédiat. La propagation des foyers épidémiques est certainement très distincte de la contagion. Et cette seule distinction permet de juger d'une manière plus sûre les faits qui ont été indiqués comme favorables à cette dernière cause. Nous avons besoin d'entrer sur ce point dans quelques explications. Les maladies pestilentielles, en se développant, constituent des foyers plus ou moins circonscrits qui peuvent s'étendre soit de proche en proche, soit par des irradiations successives. Il résulte de ce caractère la possibilité du déplacement des foyers épidémiques, et la migration de la maladie pestilentielle, qui peut être très facilement confondue avec un résultat de la contagion. Ces idées vont recevoir une confirmation évidente des observations faites dans les diverses épidémies de choléra.

L'origine mystérieuse du fléau, son activité terrible, son mode de propagation si rapide, devaient inévitablement faire naître dans les esprits l'idée de la nature contagieuse du choléra. Aussi voyons-nous cette opinion devancer en quelque sorte les premières irruptions épidémiques, presque dans tous les pays qu'elles devaient envahir; et les auteurs les plus recommandables l'adopter comme une vérité incontestable. MM. Moreau de Jonnès et Littré, qui écrivaient avant l'apparition du choléra en France, suivant en cela l'exemple que leur avaient donné la presque universalité des médecins russes et allemands, ne révoquent pas en doute la contagion du choléra. Et l'on voit une commission médicale instituée par le conseil des hospices de Paris, quelques mois avant l'explosion de l'épidémie, proposer l'établissement d'hôpitaux spéciaux destinés au traitement des cholériques et leur séquestration, conseiller même de placer à toutes les maisons où il y aurait des cholériques, un signe particulier et reconnaissable, qui serait maintenu huit jours encore après la cessation de la maladie. Ces mesures sanitaires n'étaient d'ailleurs que la reproduction de celles qu'avaient adoptées et suivies avec tant de rigueur les gouvernements du Nord.

Nous ne rappelons ces circonstances et ces précautions excessives, que parce que leur inutilité même est une première preuve à donner contre la contagion du choléra. Il faut reconnaître, du reste, que les opinions sur ce point ont, en général, été complétement modifiées après que le choléra eut paru, et que la contagion, admise à distance, ne trouva plus qu'un bien petit nombre de défenseurs parmi ceux qui avaient pu observer de près le fléau. Aussi, presque partout les quarantaines ont été abolies après la première irruption du choléra. Il y a là matière à une comparaison fort intéressante, et très propre à éclairer la question. Quand on songe, en effet, qu'en 1830 et 1831 des cordons sanitaires existaient partout en Russie, tandis qu'en 1848 on n'en établit nulle part, et que malgré cela la marche de l'épidémie n'a pas le moins du monde été accélérée; il demeure bien évident que les mesures prises en vue de la contagion sont tout à fait insignifiantes, et que par conséquent la contagion elle-même est très peu probable.

Si maintenant l'on passe en revue les faits particuliers, en apparence favorables à l'opinion que nous combattons, on voit que, malgré leur nombre et les détails souvent très minutieux dont on les entoure, les uns manquent d'authenticité, et les autres trouvent une explication satisfaisante dans le caractère épidémique de la maladie. Un très petit nombre reste environné de circonstances assez frappantes pour commander le doute, ou du moins pour exiger une attention particulière.

Nous ne pouvons reproduire ici, même sommairement, une discussion dans laquelle les opinions contradictoires, énoncées de part et d'autre, suffiraient à former des volumes; et qui d'ailleurs, il faut l'avouer, a perdu aujourd'hui beaucoup de son intérêt. On trouvera, dans le *Traité* tant de fois cité de M. Littré et dans l'ouvrage du docteur Markus [1], le résumé complet des faits les plus importants signalés des deux côtés. Nous nous bornerons aux points principaux, et nous emprunterons quelques observations nouvelles aux recherches si consciencieuses et si intelligentes de M. Contour.

L'un des faits le plus souvent indiqués comme exemple de la contagion du choléra, c'est son introduction dans certaines contrées, dans certaines villes, à la suite d'une masse d'individus qui semblaient le communiquer directement à ceux qu'ils approchaient. On se rappelle, sans que nous ayons besoin d'y revenir, le choléra marchant avec des armées, des caravanes, des pèlerins. Mais à ce premier fait il est facile d'opposer une double objection.

C'est que d'abord les exemples rapportés sont loin de l'avoir toujours été exactement, et qu'ils ne sont ni certains ni constants. Ainsi M. Monneret nous apprend que les Musulmans réunis à la Mecque, où le choléra avait été si meurtrier, s'étant éloignés après avoir fait leurs dévotions, la maladie ne se déclara chez aucun des peuples placés sur le passage de la première caravane, ni dans les villes que regagnèrent les pèlerins [2]. De plus, nous allons voir M. Contour détruire par une analyse sévère l'un des faits qui ont eu en Russie le plus de

(1) *Notice sur le choléra en Russie.* Saint-Pétersbourg, 1847, p. 116 et suiv.

(2) *Loc. cit.*, p. 868.

retentissement, et qui ont le plus contribué à faire considérer la dernière épidémie comme née de la contagion. Le choléra éclate, le 16 mai 1847, à Temir-Khan-Choura, sur les bords de la mer Caspienne. De cette forteresse, cent cinquante soldats sont dirigés vers l'intérieur de l'empire pour aller prendre des bains sulfureux à Pétigorsk, lieu situé un peu au-dessous de Georgiewsk. L'opinion se répand que cette troupe a communiqué le choléra partout sur son passage. Et cependant, suivant M. Contour, le fléau s'était déclaré le 13 juin à Georgiewsk, trois semaines avant que les soldats fussent même à moitié du chemin qui sépare cette ville de leur point de départ. On peut juger, par cet exemple, du degré de confiance que peuvent mériter certains faits en apparence parfaitement avérés.

Mais, outre cette première objection, fondée surtout sur le peu de certitude d'un grand nombre de documents, il en est une autre plus spéciale, qui s'applique au fait même de la propagation du choléra à la suite de grandes masses d'hommes en mouvement. Ne savons-nous pas, en effet, et l'histoire de toutes les maladies pestilentielles ne nous montre-t-elle pas que les foyers épidémiques peuvent se déplacer, et qu'ainsi un corps d'armée, une caravane, un vaisseau actuellement ravagés par une épidémie, peuvent emporter en quelque sorte dans leur sein l'élément épidémique, et favoriser ainsi son extension? Il y a seulement cette grande différence entre le transport d'un foyer épidémique et la propagation par contagion, que, dans le premier cas, la maladie qui débarque dans une ville avec les passagers du navire infecté, quand même celui-ci n'aurait pas de malades à bord au moment de son arrivée, éclatera soudainement dans cette ville et frappera au hasard ses premières victimes; tandis que la maladie contagieuse importée par un ou plusieurs individus, dans un lieu quelconque, n'atteindra d'abord que ceux avec lesquels ils auront été en contact, et que l'on pourra suivre ainsi ses progrès pas à pas, comme à l'aide d'une chaîne non interrompue. L'étude des épidémies de choléra nous a fourni de nombreux exemples de la propagation du fléau par déplacement du foyer primitif. A Orenbourg, à la suite des caravanes de la Haute-Asie; à Hambourg, à Sunderland, par les bâtiments marchands qui sillonnent la mer du Nord et la Baltique, nous avons vu de ces faits qui ne nous paraissent pas devoir être comptés en faveur de la contagion, puisqu'ils trouvent en dehors de cette cause une explication si naturelle et si plausible.

Mais il en est d'autres qui, ainsi que nous l'avons dit déjà, présentent un caractère différent et montrent, de la manière la plus positive, la maladie se transmettant directement d'un individu à un autre, et s'étendant ainsi par un contact successif. MM. Littré, Velpeau ([1]), Gendron ([2]), ont réuni plusieurs observations de ce genre ([3]). Nous nous bornons à citer la suivante, que nous extrayons du mémoire de M. Contour. Dans un village du gouvernement

([1]) *Loc. cit.*, p. 50.

([2]) *Du choléra épidémique à Paris*, p. 21,

([3]) *Des maladies épidémiques.* Journ. des conn. méd. chir., t. IV, p. 130.

de Tchernigov, du 30 au 31 août 1847, une jeune fille tombe malade et meurt dans la nuit. Le jour de l'enterrement, son frère, à la suite de quelques excès, est atteint du choléra et succombe en vingt-quatre heures. Le père de ces deux jeunes gens ne tarde pas à les suivre, il est emporté trois jours après son fils. Une femme qui a donné des soins à cette famille meurt le lendemain ; et deux jours plus tard, le mari de cette femme a le même sort. A partir de ce jour-là seulement, l'épidémie se répand dans la province. Certes, en présence d'un pareil fait, si net, si dégagé de toute complication, si bien observé, il est impossible de ne pas admettre que les rapports intimes qui ont existé entre ces différents individus sont la principale, sinon l'unique cause qui a engendré la maladie à laquelle ils ont succombé. C'est là, sans doute, un exemple de contagion. Mais personne n'ignore aujourd'hui, et je me félicite de voir cette opinion professée par Delaberge et M. Monneret [1], que les propriétés contagieuses peuvent se développer accidentellement, et que parmi les influences les plus propres à les produire, il faut mettre au premier rang le caractère épidémique des maladies. Nous ne contesterons donc pas les faits, nous les signalerons au contraire à toute l'attention des médecins comme des exemples de la contagion accidentelle du choléra épidémique. Il est, du reste, à remarquer, comme l'a si bien montré M. le docteur Gendron, que c'est principalement dans les petites localités que se sont montrés ces exemples de contagion accidentelle du

[1] *Compendium de médec. Loc. cit.*

choléra, tant en France qu'en Russie et en Orient.

D'ailleurs, il nous reste à faire connaître un dernier ordre de preuves qui ne permettent pas d'admettre la nature absolument contagieuse de ce fléau. Nous voulons parler du peu d'action qu'il a exercée sur les différentes personnes qui, par leur état, ont été appelées à passer le temps des épidémies près des malades, et notamment sur les médecins.

Or, dans l'épidémie de Paris, l'on ne comptait pas moins de 2035 individus employés dans les hospices et hôpitaux civils, tant sédentaires que temporaires; et, sur le nombre total des personnes appelées à soigner les malades, tant en ville que dans les hôpitaux, il y a eu seulement 164 victimes, dont 30 médecins, 12 élèves en médecine, 10 sages-femmes et 112 infirmiers, infirmières ou garde-malades. Ce chiffre de mortalité est encore assez élevé, si on le compare aux proportions plus favorables qui ont été signalées dans différents pays. MM. Gaymard et Gérardin rapportent qu'à Revel, sur 113 personnes attachées au service de l'hôpital, 2 seulement ont été atteintes, 1 infirmier et 1 infirmière dont la conduite n'était rien moins que régulière. A Saint-Pétersbourg, sur 58 employés de l'hôpital temporaire du quartier de l'Amirauté, un seul est tombé malade pour avoir pris, ayant chaud, une boisson froide; il guérit. On compte encore, sur 123 attachés à l'hôpital de Moscou, 2 malades; sur 253 employés au service des cholériques de l'hôpital de la marine, à Kronstadt, 4 malades seulement. Enfin, M. le docteur Mac-Léon [1] dit qu'au

[1] *Rapport sur les lois de quarantaines.*

Bengale, sur 250 à 300 officiers de santé, dont la plupart ont vu beaucoup de malades, il n'y en eut que 3 attaqués et 1 seul emporté.

Dans l'épidémie actuelle, la même observation a pu être faite. A Moscou, pas un médecin, pas un des officiers de santé chargés des pansements et de la petite chirurgie, n'a été atteint du choléra; sur 310 infirmiers disséminés dans huit hôpitaux, 20 ont été frappés, et encore étaient-ils tous adonnés à la boisson. Il n'est pas moins curieux de voir le peu d'extension qu'a pris l'épidémie dans l'intérieur des hôpitaux sur les malades affectés de maladies étrangères au choléra. A la clinique du savant et célèbre professeur Auvert, pendant tout le temps que le choléra a régné à Moscou, il n'y a eu que deux individus qui en aient été atteints parmi ceux que d'autres maladies retenaient à l'hôpital.

Il est sans doute inutile de multiplier ces preuves si péremptoires, et l'on peut, sans hésitation, conclure, sous la réserve des cas exceptionnels, à la non-contagion du choléra épidémique.

Nous avons terminé l'énonciation et l'examen des influences qui ont été indiquées comme pouvant jouer un grand rôle dans la production et le développement du choléra. En est-il une seule qui puisse rendre compte, non pas de la nature du fléau, mais seulement de ses irruptions si violentes, à la fois si uniformes et si capricieuses? En est-il une seule qui puisse être signalée comme exerçant une action constante sur l'apparition et l'extinction des épidémies de choléra? En est-il une enfin qui puisse expliquer seulement sa marche, tantôt si régulière, tantôt si bizarre? A toutes ces questions il faut nous résigner à répondre par l'aveu consciencieux et réfléchi de notre ignorance. Nous avons vu, en effet, chacune des influences, en apparence les plus puissantes, produire les résultats les plus contradictoires, sans qu'il nous soit possible de démêler les causes de ces différences singulières ; nous avons vu les théories les plus ingénieuses, les plus séduisantes, même pour des esprits éclairés, tomber devant l'examen des faits. Il ne nous reste donc qu'à nous courber devant le mystère de ces maladies pestilentielles dont la première origine et le principe essentiel sont probablement supérieurs à notre raison.

Dans une sphère moins élevée se trouvent heureusement quelques conditions accessibles à nos moyens d'observation, et qui, jouant le rôle de causes secondaires, ont encore une très grande importance dans l'histoire du choléra. C'est à celles-là que nous devons nous attacher, et c'est l'étude des influences hygiéniques qui constitue la partie la plus utile, la partie vraiment pratique de la question que nous venons de traiter dans ce chapitre.

CHAPITRE VI.

Diagnostic. — Pronostic.

Les symptômes du choléra épidémique sont tellement caractéristiques, que l'on s'accorde à regarder le diagnostic de cette maladie comme généralement facile. Aussi ne croyons-nous pas utile d'insister sur les principaux signes que l'on peut déduire de la description, de la marche et de l'étude des formes du choléra. Nous nous bornerons à signaler les caractères différentiels qui peuvent servir à le distinguer d'un petit nombre d'affections avec lesquelles il ne paraît pas impossible qu'il soit parfois confondu.

DIAGNOSTIC DIFFÉRENTIEL.

Ces maladies, qui, pour la plupart, n'ont de ressemblance qu'avec l'une ou l'autre des périodes du choléra épidémique, sont la gastro-entérorrhée cholériforme ou choléra sporadique, l'empoisonnement aigu, la gastro-entérite, l'indigestion grave, l'asphyxie par la vapeur du charbon, la peste.

Il est bien entendu que la confusion n'est possible que dans le cas où existe une épidémie de choléra. Cette condition nécessaire est un premier élément de diagnostic que l'on ne doit pas perdre de vue, et qui est le plus souvent suffisant pour éviter toute erreur. Nous allons passer en revue les maladies que nous venons d'indiquer en notant les principaux signes différentiels qui les séparent du choléra épidémique.

Choléra sporadique. —Les affections cholériformes, confondues sous le nom de choléra sporadique ou choléra bilieux, sont, comme le prouvent ces dénominations mêmes, profondément distinctes du choléra épidémique par les conditions dans lesquelles elles se développent. Aussi le doute ne peut-il guère se montrer qu'au début ou sous l'imminence d'une épidémie, à une époque où les premiers cas observés seraient, par un sentiment très naturel, facilement attribués à une autre cause qu'au fléau pestilentiel. Mais, dans ces circonstances mêmes, le diagnostic est facile à établir entre les deux affections: pour le choléra grave, les phénomènes de cyanose, d'asphyxie, la suppression de l'urine, etc., ne permettent pas la confusion; pour les autres formes, les flux cholériformes s'en distinguent par la nature des évacuations, qui sont toujours bilieuses et n'offrent jamais les caractères du liquide cholérique; par la beaucoup plus grande violence des crampes; par la marche toujours moins rapide et la terminaison presque constamment heureuse des accidents. Ces signes, joints à la cause accidentelle et souvent appréciable des flux bilieux, doivent permettre de ne pas confondre ces affections avec le choléra épidémique.

Empoisonnement. — De véritables difficultés peuvent se présenter dans le diagnostic de certains empoisonnements, lorsque ceux-ci surviennent dans le cours d'une épidémie de choléra. C'est même une idée assez répandue que le crime a su, plus d'une fois, mettre à profit cette fatale ressemblance.

C'est surtout l'empoisonnement aigu par l'acide arsénieux qui peut offrir une assez grande analogie avec la forme grave du choléra épidémique, surtout lorsque celle-ci s'accompagne de vomissements et de déjections de couleur rougeâtre et sanguinolente. Les vertiges, les troubles des sens, l'abattement profond, l'anxiété épigastrique, la soif, les crampes, le refroidissement général, la suppression d'urine, tous ces symptômes sont communs à l'un et à l'autre état morbide. Seulement, l'empoisonnement arsenical présente quelques caractères particuliers. Les premiers accidents, comme dans tout empoisonnement, se montrent en général à une époque plus ou moins rapprochée de l'ingestion d'une substance alimentaire ou d'un breuvage quelconque. La sensation qui tourmente le plus les malades est celle d'une constriction persistante à la gorge et dans l'œsophage; il survient souvent des spasmes. Ce n'est pas là ce que l'on observe dans le choléra. On voit d'ailleurs que toute confusion devrait cesser, lorsque la période cyanique se manifeste dans cette dernière maladie et lorsque le caractère du liquide évacué est bien tranché; mais il faut bien le redire, c'est avec la forme foudroyante que la ressemblance est le plus marquée; et la distinction est loin alors d'être toujours facile.

L'empoisonnement par les acides concentrés et par les poisons caustiques n'offre qu'une analogie très grossière avec le choléra. Il serait sans objet de nous y arrêter.

L'action de certains poisons stupéfiants et même de quelques narcotiques pourrait être confondue parfois avec la forme asphyxique du choléra. Il y aurait cependant moyen de les distinguer par la nature des prodromes de la maladie pestilentielle, par la cyanose, par les phénomènes nerveux spasmodiques, par l'altération du sang et surtout par la marche des accidents.

Gastro-entérite. — L'inflammation simple de la membrane muqueuse gastro-intestinale ne peut pas, à vrai dire, simuler, même de loin, le choléra épidémique; mais il serait possible et dangereux d'attribuer à cette phlegmasie les phénomènes précurseurs du choléra et particulièrement la diarrhée, qui peut annoncer l'invasion du fléau. Il y a pourtant, dans cette période prodromique du choléra, un ensemble de caractères tout particuliers, notamment une série de phénomènes nerveux, qui lui donne une physionomie toute spéciale. Il en serait de même de la cholérine, si on pouvait la confondre un instant avec une gastro-entérite simple. Il y a dans cette dernière une série d'accidents purement inflammatoires, douleur locale, rougeur et sécheresse de la langue, fièvre, etc., qui manquent dans le choléra; tandis que l'on n'observe ni troubles nerveux, ni crampes, ni évacuations caractéristiques, comme dans les formes bénignes de l'épidémie.

Indigestion. — L'indigestion peut, dans quelques cas rares, acquérir une gravité assez grande pour se rapprocher du choléra. Toutefois, il est impossible que la ressemblance soit de nature à produire une erreur durable. Il n'y a, en effet, que la violence des évacuations par le haut et par le bas qui puisse être faussement interprétée; mais leur nature et l'absence de tous les autres phénomènes cholériques doivent éloigner promptement toute idée de rapprochement. C'est là, en réalité, ce qui doit arriver pour la plupart des affections gastro-intestinales telles que les coliques de diverse nature, la péritonite et l'iléus.

Asphyxie.—L'asphyxie, par la vapeur du charbon,

n'a guère de commun avec le choléra épidémique, que la période cyanique, ou même, pour parler plus exactement, que l'état cadavérique; mais dans tous les cas, les évacuations cholériques qui ont dû précéder cette seconde phase de la maladie ne peuvent autoriser la moindre incertitude.

Peste. — Nous avons vu que le choléra et la peste pouvaient, quoique rarement, se rencontrer à la fois dans le même lieu. On comprend que les prodromes de l'une et de l'autre maladie pestilentielle doivent être souvent difficiles à distinguer, surtout quand ils restent bornés au malaise général, aux vertiges, aux étourdissements, à la torpeur intellectuelle et à l'abattement moral. Toute apparence semblable disparaît quand chacune des deux affections est parvenue à sa période d'état. Mais leur nature peut rester environnée d'une grande obscurité dans la forme foudroyante où les malades succombent avant même que les caractères vraiment pathognomoniques se soient prononcés. Les lésions cadavériques n'apporteraient même ici qu'une lumière insuffisante.

On voit, en résumé, que bien peu de maladies peuvent, dans des circonstances assez rares, être confondues avec le choléra épidémique. Les signes de cette terrible affection, joints à son caractère épidémique, rendent le diagnostic le plus ordinairement simple et facile. Nous croyons inutile de multiplier les détails sur ce point.

PRONOSTIC.

Le pronostic du choléra épidémique se fonde sur

un certain nombre de signes dont les uns sont tirés de la forme et de la marche de la maladie; les autres des conditions qui en ont favorisé le développement; d'autres, enfin, du caractère général et de la marche même de l'épidémie.

Mais avant d'entrer dans l'examen particulier de ces différents ordres de signes, on peut dire, d'une manière absolue, que le pronostic du choléra épidémique doit être considéré comme des plus graves et qu'il n'est pas de fléau qui se soit appesanti d'une manière plus funeste sur l'humanité. Nous ne reviendrons pas sur les résultats statistiques relatifs à la mortalité énorme que l'on a observée dans la plupart des épidémies de choléra; si presque partout plus de la moitié des malades ont succombé, on voit à quoi se réduisent les chances favorables dans cette cruelle maladie: ce sont précisément ces chances qu'il nous reste à apprécier.

Signes pronostiques tirés de la forme et de la marche de la maladie. — Il y a dans les prodromes, dans les différentes périodes, dans la marche et dans la forme du choléra, une série de signes qui peuvent être fort utilement employés pour établir le pronostic de la maladie. L'existence ou l'absence des phénomènes précurseurs est déjà un élément très important. Lorsqu'ils manquent, en effet, c'est un signe doublement fâcheux; car, d'une part, il est à craindre que la maladie qui débute brusquement ne soit plus violente et plus rapide, et d'une autre part, l'absence des prodromes enlève la chance heureuse d'appliquer les moyens qui peuvent arrêter le mal tout à fait à sa naissance. Quant au caractère plus ou moins favorable de telle ou telle espèce de phénomènes précurseurs, il n'est pas permis de poser à cet égard de principes absolus. Les prodromes les plus légers peuvent être suivis de l'attaque la plus grave ; et l'on peut également observer le contraire. Ni la forme ni la nature de ces phénomènes n'ont d'importance réelle pour le pronostic.

Parmi les symptômes confirmés de la maladie, il en est qui ont une signification toute particulière. Ainsi la persistance et l'extrême violence des crampes, des vomissements et l'imminence d'asphyxie, la suppression complète de l'urine, les selles continuelles et involontaires, la décomposition rapide et profonde des traits, l'affaissement du globe de l'œil, le plissement et la dessiccation de la cornée, l'abaissement trop considérable de la température du corps, sont des signes extrêmement défavorables : les deux derniers surtout peuvent être regardés comme annonçant une terminaison inévitablement funeste. On doit, au contraire, considérer comme très heureux la cessation et la diminution graduelle des crampes et de la cyanose, le retour de la physionomie, de la voix, de la chaleur, de l'urine et des selles normales.

L'évolution naturelle de la maladie, la succession des périodes, sont la meilleure condition d'une terminaison favorable, surtout si la période de réaction s'opère franchement et d'une manière complète ; mais il n'est rien de plus fâcheux que de voir, après un commencement de réaction insuffisante, reparaître les accidents caractéristiques de la période cyanique, ou bien de voir cette période elle-même se prolonger et donner lieu à cette espèce d'asphyxie lente, qui entraîne presque inévitablement les malades au tombeau. Les affections secondaires sont loin d'avoir toutes la même gravité. Les plus redoutables sont surtout les phlegmasies des méninges ou des centres nerveux, cet état cérébral cholérique, décrit par M. Rayer, ainsi que la fièvre secondaire qui s'accompagne de stupeur. Nous avons dit qu'il n'était pas permis d'attribuer une signification favorable à certains phénomènes, tels que les éruptions cutanées, les parotides, les épistaxis, dans lesquels on a voulu voir des crises nécessaires. Il y a même dans la convalescence des signes qui doivent rendre très réservé sur le pronostic : lorsque celle-ci, en effet, est lente et difficile, on peut craindre, sinon une rechute, du moins une altération profonde et durable de la constitution et de la santé.

Quant à l'influence de la forme du choléra épidémique sur le pronostic qu'il convient de porter, elle est trop évidente pour avoir besoin d'être développée. Parmi les quatre formes que nous avons admises, grave, bénigne, foudroyante et paralytique, il en est deux, la forme bénigne et la forme foudroyante, qui ne sont constituées et dénommées précisément qu'au point de vue du pronostic; tandis que l'une a le plus souvent une terminaison heureuse, celle de la seconde est invariablement funeste. Il en est à peu près de même pour la forme paralytique, qui ne laisse guère plus de chances de guérison que le choléra foudroyant. La forme grave, qui est la commune, est celle dans laquelle le pronostic est variable et à laquelle s'appliquent particulièrement les considérations dans lesquelles nous venons d'entrer.

Signes tirés des conditions étiologiques. — Ce n'est pas au milieu des influences atmosphériques ou météorologiques, d'ailleurs si obscures, que l'on doit chercher quelque indication propre à éclairer le pronostic. Les conditions hygiéniques, au contraire, peuvent fournir des données fort utiles à ce sujet.

Il est certain, en effet, que l'on devra porter un pronostic beaucoup plus fâcheux dans les cas où la maladie sévit sur des individus placés dans les plus mauvaises conditions d'habitation, de régime, de fortune, en proie à la misère ou au vice ; tandis que les chances de guérison seront beaucoup plus grandes dans les circonstances opposées.

Les conditions individuelles ne sont pas moins importantes à considérer. L'âge, en effet, pourra, toutes choses égales d'ailleurs, faire varier le pronostic. Si nous avons vu que l'enfance était moins exposée aux atteintes du choléra que les autres époques de la vie, nous devons reconnaître que la maladie présente à cet âge une gravité relative plus grande. L'autre extrémité de la vie, la vieillesse, se place à cet égard sur la même ligne, et l'âge qui se présente dans les conditions les plus favorables est celui de l'adolescence et de la jeunesse. On ne peut pas admettre de semblables différences dépendant du sexe. Les caractères généraux de la maladie ne semblent pas varier notablement chez les hommes et chez les femmes. Enfin il est facile de comprendre que l'état de la constitution peut influer sur la terminaison du choléra comme sur celle de toutes les maladies graves, et que les individus faibles ou déjà malades doivent moins résister que les autres. Nous devons ajouter que l'abattement moral et la crainte de la mort, si ce ne sont pas là des causes tout à fait déterminantes, aggravent néanmoins beaucoup l'attaque de choléra, et peuvent lui donner un caractère des plus funestes.

Il est une condition toute spéciale que nous devons mentionner ici, en raison de l'action qui semble devoir lui être attribuée sur la terminaison du choléra épidémique. Nous voulons parler de la grossesse et de la délivrance. On a dit que la grossesse était une complication fâcheuse dans le cas dont il s'agit. Le choléra amène presque inévitablement l'avortement. Mais, ce qui est bien plus singulier, c'est que l'accouchement paraît exercer sur la marche de la maladie une influence favorable. Ce fait est assez remarquable pour que nous croyions devoir rapporter quelques unes des observations sur lesquelles il s'appuie.

Au plus fort de l'épidémie de Paris, le 12 avril 1832, une femme grosse de six mois et demi est prise, avec une grande violence, des premiers symptômes du choléra : la réaction commençait à s'opérer franchement, lorsqu'après quarante-huit heures, les douleurs de l'enfantement se firent sentir, et cette femme accoucha d'un enfant mort cyanosé. Aussitôt après la délivrance, les symptômes du choléra, qui avaient débuté d'une manière si intense, cessèrent complétement, et la malade, qui depuis n'a rien ressenti, dit elle-même que l'accouchement l'a préservée de la mort ([1]).

Chez une femme enceinte de huit mois, le choléra était parvenu à la période algide; l'accouchement provoqué s'achève en trois heures, et amène l'expulsion d'un enfant mort cyanosé. Deux heures après, tout accident grave a cessé ([2]).

Un accouchement spontané fit également disparaître tous les symptômes du choléra chez une femme, qui fut malheureusement emportée plus tard par une rechute ([3]).

Signes tirés du caractère de l'épidémie. — Le pronostic du choléra peut encore être éclairé par la considération de la marche de l'épidémie. Celle-ci peut, en effet, présenter un caractère général de gravité ou de bénignité plus ou moins apparent, quoique nous ayons vu par les chiffres de mortalité que le plus souvent les épidémies de choléra ne diffèrent pas notablement entre elles à cet égard. M. Monneret croit avoir remarqué que l'épidémie actuelle n'a pas suivi, dans la plupart des lieux qu'elle a parcourus, une marche régulièrement croissante et décroissante, mais qu'elle présentait des oscillations singulières. Ces particularités lui semblent attester « une sorte de dégénérescence dans » le choléra, et feraient présager que, comme toutes » les maladies qui ont ravagé l'Europe à d'autres » époques, il finira par s'acclimater en perdant de

([1]) Monneins. *Gaz. méd.*, 1832, p. 193.

([2]) Dr Basedow de Mersbourg. *Medic. Zeit.*, 1833, 2e année, n° 32.

([3]) Ferniot. *Thèse de Strasbourg*, 1836.

» sa violence et de ses caractères primitifs. » Nous ne pouvons nous associer à ces opinions de notre savant collègue ; outre qu'il nous semble que la première partie de sa proposition est beaucoup trop absolue et que, dans presque tout l'empire russe, l'épidémie actuelle a conservé tous ses caractères, nous ne voyons, d'un autre côté, rien qui indique que le choléra doive s'acclimater plus ou moins prochainement dans nos climats. A plus forte raison ne pouvons-nous accepter les calculs par lesquels M. Vérollot [1] cherche à établir que le choléra, s'il venait à Paris, ferait moitié moins de victimes qu'en 1832. Ce ne sont là que des suppositions qui ne reposent sur aucune base certaine.

Le pronostic paraît devoir varier suivant l'époque à laquelle est parvenue l'épidémie. On s'accorde généralement à admettre que les cas particuliers se montrent beaucoup plus graves pendant la période d'accroissement et beaucoup plus modérés, au contraire, au déclin de l'épidémie. C'est, en effet, ce qui a eu lieu à Paris où, dans la première période, on voyait périr plus des trois cinquièmes des malades, tandis qu'à compter du 20 avril, la proportion ne fut plus que de la moitié, qu'au commencement de mai elle formait le tiers, et plus tard, une fraction moindre encore. Cette règle souffre cependant de nombreuses exceptions. Dans l'exemple même que nous venons de choisir, de nombreuses oscillations se montrèrent dans le chiffre de la mortalité, surtout dans la période décroissante et à la fin de l'épidémie. Et nous savons déjà que dans

(1) *Loc. cit.*, p. 128.

plusieurs des lieux qu'a envahis le choléra dans sa dernière irruption, on a vu la maladie garder la même gravité jusqu'au terme de l'épidémie, et se montrer, même au déclin, sous sa forme la plus terrible, sous la forme foudroyante. Il faut donc se garder d'attacher une valeur trop absolue à cette différence que peut présenter le caractère de l'épidémie à ses diverses périodes.

En résumé, l'on voit que les trois ordres de signes que nous venons de passer en revue peuvent fournir des considérations pratiques extrêmement importantes, relativement au pronostic du choléra épidémique.

CHAPITRE VII.

Traitement.

Sans se laisser entraîner par un fatalisme aveugle, on peut néanmoins reconnaître qu'il y a, dans la nature même des maladies pestilentielles, un caractère de malignité qui doit opposer aux efforts de l'homme une résistance toute particulière. Ce sont, à vrai dire, les fléaux de l'humanité, et, sans remonter au mystère de leur origine, on comprend que les moyens dont la science dispose doivent rester plus souvent impuissants dans ces maladies que dans les autres. Il en résulte qu'en l'absence de tout remède spécifique, il faut surtout s'attacher à l'étude des troubles de l'organisme malade, et déduire de cette observation attentive les règles d'un traitement rationnel. Cela est surtout frappant pour le choléra épidémique. Il serait vraiment impossible de démêler quelque chose au milieu des innombrables médications, des recettes de tout genre qui ont été indiquées contre cette affection, si on ne cherchait avant tout à se rendre compte des indications particulières qui peuvent se présenter, et qui doivent dominer toute la thérapeutique. En ayant égard à ces données, il est permis d'assurer que l'on pourra combattre d'une manière utile les accidents même les plus graves, et sauver bien des victimes qui, livrées aux seuls efforts de la nature ou aux pratiques incohérentes d'un empirisme ignorant auraient inévitablement succombé.

Des indications différentes pour le traitement du choléra épidémique résultent de la connaissance des causes et de l'analyse des symptômes propres à chacune des périodes de la maladie. Le premier ordre d'indications se rapportera au traitement prophylactique ; les secondes nous fourniront les moyens les plus convenables à employer, contre les prodromes, contre la période algide, la période de réaction, les complications et les affections secondaires, et enfin contre les accidents de la convalescence. C'est dans cet ordre que nous allons exposer l'histoire du traitement du choléra, en commençant toujours par poser les indications rationnelles et pratiques applicables à chaque phase de la maladie. Nous terminerons par un résumé des médications qui nous auront paru les plus utiles.

TRAITEMENT PROPHYLACTIQUE.

L'étude que nous avons faite des causes du choléra nous a montré que, parmi celles qui dépendent des conditions atmosphériques, hygiéniques ou des influences morales, il en est qui fournissent des indications très importantes, au point de vue de la prophylaxie du choléra épidémique. Quelques unes de ces influences ne pourront être combattues que par des ressources dont dispose l'hygiène publique, et dont nous traiterons sous le titre de *Mesures sanitaires*. Nous ne parlerons ici que de ce qui a trait à l'hygiène privée.

Ainsi, la nécessité de se préserver de l'humidité ; le danger d'une alimentation insuffisante et celui des excès de tout genre ; l'importance d'un régime sain et modéré ; l'avantage de la quiétude et de la fermeté d'âme doivent faire sentir la portée des règles prophylactiques suivantes :

A l'approche ou au commencement d'une épidémie de choléra, on recommandera l'application d'une ceinture de flanelle portée à nu et à demeure sur le ventre, et tous les moyens propres à éviter l'action du froid humide. Les personnes qui, par leur position et leurs habitudes sont soumises à un régime de vie sagement réglé ne devront y apporter aucune modification. Elles se borneront à éviter, suivant leur disposition individuelle, l'usage ou seulement l'abus des aliments qui pourraient l eur nuire, et particulièrement les fruits, les légumes farineux, le laitage, les pâtisseries, les glaces, la charuterie, les liqueurs, en un mot tout ce qui peut amener une digestion un peu difficile, et surtout provoquer la diarrhée. Tout excès de table, même accidentel, devra être sévèrement proscrit, et au même titre les excès vénériens.

Nous ne commettrons pas la faute de borner nos recommandations à ces écarts que le luxe seul, ou l'aisance au moins peuvent permettre. Nous nous rappellerons que les plus exposés sont ceux qui précisément manquent du nécessaire. A ceux-là nous ne nous contenterons pas de signaler les effroyables suites que peut avoir l'ivrognerie, qui non seulement entraîne avec elle sa punition, mais encore enlève si souvent à toute une famille les ressources auxquelles elle aurait dû une alimentation saine et suffisante. Nous ajouterons que la première loi de l'assistance publique devra être d'assurer, à ceux qui en auront besoin, une nourriture substantielle et réparatrice, et un vêtement qui les mette à l'abri du froid et de l'humidité. L'action des conseils à la fois affectueux et éclairés du médecin pourra sans doute réussir le plus souvent à remonter les esprits abattus, et ne devra dans aucun cas être négligée.

TRAITEMENT DES PRODROMES.

Si l'on est bien pénétré de cette vérité capitale, que la vie d'un grand nombre d'hommes dépendra du soin avec lequel on observera et l'on combattra les phénomènes précurseurs du choléra, on possédera sans contredit le plus sûr spécifique pour diminuer les ravages de cette cruelle maladie. Mais il faut que cette conviction ne reste pas seulement acquise aux gens de l'art; il faut qu'elle se répande dans tous les rangs de la société, afin que tout le monde sache qu'en temps d'épidémie, aucune indisposition, même la plus légère, ne doit passer inaperçue; qu'un malaise, en apparence insignifiant, que les moyens les plus simples dissiperont facilement, peut être promptement suivi de l'explosion du choléra. On a, en général, le grand tort de ne se préoccuper dans cette circonstance que des troubles qui surviennent du côté des voies digestives, et notamment de la diarrhée. Mais nous savons et nous devons insister sur ce point que les prodromes ont souvent un tout autre caractère et consistent uniquement dans un abattement particulier, de la lourdeur de tête, des vertiges, et autres accidents nerveux assez variés. Ces deux ordres de phénomènes précurseurs ont une importance égale, mais réclament des soins particuliers.

Si les digestions sont pénibles, le ventre douloureux, les intestins embarrassés, la langue chargée et couverte d'un enduit saburral, la bouche mauvaise, il sera fort utile de prévenir des accidents ultérieurs en administrant, soit un purgatif salin, suivi de quelques bains, en même temps que le régime sera fort restreint.

S'il existe de la diarrhée, des borborygmes, des coliques, surtout après chaque repas, le malade devra être mis au lit, à la diète la plus sévère; chez les individus de constitution bilieuse ou hémorrhoïdaire, on aura recours avec un grand avantage à une application de sangsues à l'anus. Des cataplasmes seront maintenus sur l'abdomen, les bains seront aussi recommandés; l'opium sera administré avec un grand succès à la fois par l'estomac et en lavements ; des boissons féculentes, telles que la décoction de riz ou de salep, pourront être permises. Il est bien rare que la diarrhée résiste à ces moyens, que l'on pourrait remplacer, s'ils étaient insuffisants, par l'usage du sous-nitrate de bismuth ou de quelques substances astringentes, comme le cachou, la ratanhia.

Si les prodromes dominants consistaient en une gastralgie, suite d'atonie des forces digestives, ou d'une alimentation insuffisante, l'usage des toniques, des bouillons, de la viande, du vin pris en petite quantité, associé à certaines préparations amères et légèrement stimulantes, la rhubarbe, la décoction de gentiane et de camomille suffiraient sans doute à faire disparaître les accidents.

Les phénomènes précurseurs du second ordre, c'est-à-dire les vertiges, l'état nerveux, les lassitudes générales, l'affaiblissement musculaire exigent un traitement différent, mais qui doit également, pour réussir, être appliqué dès leur première manifestation. Le malade devra immédiatement quitter toute occupation ; s'il est robuste, et à plus forte raison s'il est pléthorique, une saignée sera pratiquée et pourra être utilement répétée après un court intervalle ; dans des conditions opposées, on prescrira, soit un bain tiède, soit des affusions d'eau chaude, suivis de frictions avec une flanelle chauffée ; le repos au lit, l'usage d'une boisson diaphorétique, telle que le thé, l'infusion de menthe ou de mélisse, et tous les moyens propres à favoriser la transpiration.

On le voit, les indications tirées des prodromes sont

nombreuses et variées; elles ont surtout une extrême importance puisque si elles sont suivies en temps opportun, on peut faire avorter la maladie avant même qu'elle ait éclaté. C'est une considération qu'il ne faut jamais perdre de vue et qui montre une fois de plus combien l'absence de prodrome est funeste puisqu'elle ne permet pas de compter sur cette chance de salut.

TRAITEMENT DE LA PREMIÈRE PÉRIODE.

C'est sur cette première période du choléra épidémique que se sont concentrés les efforts de la thérapeutique. Avant d'énumérer les moyens sans nombre qui ont été employés, il convient de rappeler la nature et l'enchaînement des principaux symptômes qui la constituent. Des évacuations répétées par le haut et par le bas, composées d'une matière toute spéciale, un refroidissement général qui augmente rapidement et arrive jusqu'à l'état algide, une lenteur extrême de la circulation et un trouble de la respiration, d'où résulte la cyanose, tels sont les phénomènes dont la succession compose la première période du choléra épidémique. Et comme les derniers symptômes sont, jusqu'à un certain point, subordonnés à ceux qui précèdent, on comprend que si l'on peut réussir à arrêter les uns, on empêchera presque nécessairement le développement des autres. Quoi qu'il en soit, une double indication domine cette partie du traitement; c'est, d'une part, de faire cesser les évacuations, de l'autre, de ranimer la chaleur et avec elle l'activité de la circulation et des forces respiratoires. Les moyens que l'on peut simultanément faire concourir à ce double but sont internes et externes. Nous allons passer en revue ceux qui paraissent pouvoir être le plus utilement mis en usage.

Moyens internes.

Il est très rare que la maladie étant déclarée, et au delà des prodromes, on doive avoir recours aux *émissions sanguines*. Cela ne serait possible que tout à fait au début de la première période, et seulement chez les individus robustes et dans la force de l'âge.

A la tête des médicaments conseillés contre les accidents les plus redoutables du choléra épidémique, nous devons placer l'*opium* et les préparations qui font encore la base du traitement de cette cruelle affection dans les Indes. Mais c'est à des doses considérables qu'elles doivent être employées, si l'on veut en obtenir quelque effet. La formule suivante, indiquée dès l'origine du choléra épidémique par un missionnaire anglais, peut faire juger de la quantité d'opium qui peut être administrée :

Laudanum,	80 gouttes.
Eau-de-vie,	1 verre.
Huile de castor,	2 cuillerées.

Ce mélange doit être pris en une seule fois ou fractionné à de courts intervalles. Encore aujourd'hui, il est très usité au Bengale. Je tiens d'un de nos plus honorables confrères, M. le docteur Ollife, qu'à Calcutta une pareille mixture est préparée et gardée en provision dans chaque maison, de manière à pouvoir être administrée dès les premières atteintes du mal. On se borne souvent à remplir un verre à vin de Bordeaux avec un tiers de laudanum et deux tiers d'eau-de-vie. La proportion d'opium pris par des cholériques a été, dans certains cas, vraiment effrayante. On en a vu prendre jusqu'à 20 grammes de laudanum. Jamais, dans notre pays, on ne conseillerait un tel abus; mais il est certain que le laudanum ou l'extrait thébaïque, pour être utiles, doivent être administrés à très haute dose, soit d'un seul coup, soit, mieux encore, à doses fractionnées et très répétées.

L'*ipécacuanha*, par ses propriétés à la fois vomitives, contro-stimulantes et diaphorétiques, est singulièrement propre à remplir les principales indications de la première période du choléra. Aussi n'hésitons-nous pas à considérer ce médicament comme l'un de ceux sur lesquels il serait le plus permis de compter au début de la maladie. Mais il ne faut pas se borner à l'administrer simplement comme vomitif; il faut en soutenir l'action et en prolonger les effets en le donnant d'abord à la dose de 50 centigrammes, suivis de demi-heure en demi-heure de prises de 5 à 25 centigrammes, jusqu'à complète cessation des accidents. Sous l'influence de ce moyen, on voit les évacuations cholériques changer de nature, la sécrétion biliaire se rétablir, et une réaction douce et modérée s'opérer assez rapidement. Le docteur Draut, à Vienne, et MM. Andral, Guéneau de Mussy père, Husson, Martin-Solon, à Paris, en ont montré toute la puissance.

A cette méthode se rattache l'emploi de quelques

substances également fort utiles, notamment la *poudre de Dower*, que l'on donnerait de même de demi-heure en demi-heure, à la dose de 5 à 10 centigrammes. C'est probablement aussi d'une manière à peu près analogue qu'agit un remède secret fort employé depuis dix ans dans les Indes, et désigné sous le nom de *Jeremie's drops*. Le *calomel* joue un très grand rôle dans la médication anglaise contre le choléra épidémique. Le docteur Annesley insiste surtout sur son emploi et l'associe à l'opium. Il peut certainement contribuer à changer la nature des évacuations et à provoquer ainsi une bonne réaction. C'est dans le même but que M. Récamier et M. Trousseau se sont servis du *sulfate de soude*, administré à la dose de 8 grammes et réitéré d'heure en heure.

Le *sous-nitrate de bismuth* avait été préconisé d'une manière toute spéciale dans l'épidémie de 1831, en Pologne, par le docteur Leo, qui le donnait à la dose de 15 centigrammes de deux en deux heures, soit seul, soit associé à une égale quantité de rhubarbe. Mais malgré quelques faits, en apparence favorables, rapportés par Biett, ce médicament, auquel on avait attribué une vertu en quelque sorte spécifique, est loin d'avoir en réalité la valeur qu'on lui a prêtée.

Une substance dont les effets paraissent plus dignes de fixer l'attention, c'est le *poivre cubèbe*. M. le docteur Carquet, habile praticien à Sézanne, dans le département de la Marne, a eu l'idée de recourir à ce médicament, qu'il unissait quelquefois à la canelle et au poivre de Cayenne. Il en faisait prendre par la bouche 1 gramme et demi délayé dans 60 grammes d'eau froide, renouvelant la dose quand la première avait été rejetée, ou encore en lavement à la dose de 2 grammes infusés dans 100 grammes de décoction d'amidon. Or, des observations consignées par M. Carquet, dans une note manuscrite qui nous a été obligeamment communiquée par M. Bouteiller, interne distingué de l'Hôtel-Dieu de Paris, il résulte que souvent cette médication faisait cesser comme par enchantement tous les symptômes graves sans causer ni douleur ni réaction trop forte.

Quel que soit l'usage qui ait été fait des diverses substances que nous venons d'énumérer, leur action a presque toujours été utilement combinée avec celle des stimulants diffusibles, des toniques, des antispasmodiques, qui ont été administrés sous les formes les plus variées. Les plus usités et les plus efficaces sont les infusions de *thé*, de *menthe poivrée*, de *mélisse*, le *vin chaud*, additionné de canelle et de citron, le *punch* auquel est resté attaché le nom de M. Magendie, et qui ne diffère du punch ordinaire qu'en ce que l'infusion de thé est remplacée par l'infusion de tilleul, le *grog*, le *café noir*, les vins de Madère, de Malaga, d'Alicante, ou des tisanes diversement composées, dans lesquelles on ferait entrer l'*acétate* ou le *carbonate* d'*ammoniaque*, ou même l'*ammoniaque* seule, le *camphre*, l'*éther* ou l'*huile de Cajeput*. On pourrait prescrire par exemple la potion suivante, formulée par M. Récamier :

Infusion de menthe,	aâ. 40 grammes.
Infusion de sureau,	
Décoction de salep,	

Acétate d'ammoniaque,		25 grammes.
Laudanum de Sydenham,	aâ.	2 grammes 1/2.
Éther saturé de camphre,		

Ou, comme boisson habituelle, la tisane indiquée par M. Magendie.

Infusion de camomille,	4 litres.
Acétate d'ammoniaque,	60 grammes.
Teinture d'écorce de citron,	60 grammes.
Sucre,	500 grammes.

Le *camphre*, qui est loin d'avoir aucune vertu spécifique contre le choléra, est avantageusement associé à l'éther et à l'opium. L'*éther*, au contraire, jouit de propriétés extrêmement utiles, et doit être employé avec confiance, soit seul, soit uni à une tisane aromatique, au café, ou à toute autre préparation. MM. Trousseau et Pidoux, dans leur excellent traité [1] disent avoir beaucoup à se louer du sirop d'éther donné à la dose d'une cuillerée à bouche toutes les heures, concurremment avec la glace et une boisson légèrement excitante, l'infusion de menthe, par exemple. Enfin, l'*huile de Cajeput*, qui passe pour un stimulant diaphorétique très énergique, quoique n'ayant pas été essayé à Paris, semble l'avoir été avec succès dans l'Inde et à Berlin. Il convient d'en faire prendre de 20 à 40 gouttes dans du thé.

Un moyen plus simple que le précédent, et propre à remplir les mêmes indications, consiste dans l'usage à l'intérieur de l'*eau*, soit très chaude, soit glacée. M. le docteur Sandras a vu en Pologne des cholériques éprouver une amélioration considérable

(1) *Traité de thérapeutique*, 3e édit., 1847, t. II, p. 249.

après avoir avalé, dans l'espace de deux heures, douze à seize verres d'eau à la température la plus élevée que l'on puisse supporter sans être brûlé. La *glace* a rendu de véritables services, et peut remplacer toute autre espèce de boisson, lorsqu'elle est employée en même temps que l'eau froide à l'extérieur.

Parmi les médications qui nous restent à examiner, il en est qui sont uniquement fondées sur une idée théorique préconçue, que certains auteurs se sont faite de la maladie. Il faut reconnaître que presque toujours la pratique a donné tort à ces vues systématiques. Ainsi le *quinquina* et le *sulfate de quinine*, conseillés en vue d'un rapprochement fort peu justifié entre le choléra et la fièvre pernicieuse; le *charbon*, dirigé par Biett et Parkin contre une cause prétendue miasmatique; les *alcalins*, dont un savant chimiste, M. Baudrimont, vient tout récemment (1) de préconiser l'emploi, dans le but de remédier à l'épaississement du sang ; les *frictions mercurielles*, conseillées à Paris, par M. J. Guérin (2), et à Marseille, par le docteur Robert (3); enfin, l'inspiration si injustement vantée des gaz capables de ranimer l'hématose, tels que l'*oxygène* ou le *protoxyde d'azote*, et les tentatives barbares de *transfusion du sang* ou d'*injection d'eau dans les veines*, tels sont les moyens très divers, indiqués avec plus de chaleur que de raison contre le choléra épidémique.

(1) *Bulletin de l'Acad. des sciences*, 21 août 1848.
(2) *Gaz. méd.*, 1832, p. 177.
(3) *Journ. des connaiss. méd. chirurg.*, t. III, p. 204.

Faut-il compter davantage sur ces médicaments que leur nouveauté, plus peut-être que leurs propriétés spéciales, a désignés, dans ces derniers temps surtout, aux essais des médecins, et dont quelques uns ont été déjà signalés presque à titre de spécifiques? Nous voulons parler du guaco, du hachisch, du chloroforme et de la naphthe.

Le *guaco*, espèce de liane, de la famille des synanthérées, que l'on trouve au Brésil, a été, au dire de M. de Chaniac (1), conseillée contre le choléra par le docteur Chabert, médecin français au service du gouvernement mexicain, comme pouvant produire une réaction salutaire. Elle se prend, dans les cas simples, par petites tasses de décoction faite avec 8 grammes de la tige, et 2 grammes de feuilles pour 6 à 700 grammes d'eau, et donnés toutes les demi-heures.

Le *hachisch*, cette substance merveilleuse qui exerce sur le système nerveux une action si énergique, a été tout récemment expérimenté dans l'épidémie de la Basse-Égypte. C'est à ses effets que M. le docteur Willemin, atteint par le fléau de la manière la plus grave, attribue sa guérison (2). La conservation d'un confrère si distingué serait, à elle seule, un résultat assez considérable pour appeler tout particulièrement l'attention des praticiens. On comprend, du reste, par l'action physiologique du hachisch, qu'il puisse répondre, ainsi que l'a démontré avec tant d'autorité M. le docteur Moreau (3), le savant alié-

(1) *Journal des connaiss. méd. chirur.*, t. III, p. 204.
(2) *Bulletin de l'Acad. de médec.*, 17 oct. 1848.
(3) *Union médicale*, 19 octobre 1848.

niste, à quelques unes des indications du choléra, et particulièrement à la stupeur du système nerveux et au défaut d'activité des fonctions qui en dépendent. En effet, on a observé qu'il produit directement une excitation très forte qui ranime la vie prête à s'éteindre. Il faudrait administrer de 10 à 30 gouttes de la solution alcoolique qui contiennent de 5 à 15 centigrammes du principe actif.

Le *chloroforme* ne semblait pas devoir être indiqué pour des essais de ce genre ; et pourtant il n'a pas échappé à l'expérimentation. Au mois d'octobre dernier, M. le docteur Hill, médecin d'un établissement d'aliénés aux environs de Londres, a imaginé d'endormir les cholériques au moyen du chloroforme. Sur 17 malades, 12 ont été soumis aux inhalations. 2 ont succombé et 6 étaient complétement rétablis, à la date de la communication [1]. Les uns ont eu un sommeil de vingt minutes ou d'une demi-heure ; les autres ont dormi deux heures entières. Les vomissements et les crampes reparaissaient au réveil ; et on administrait de nouveau le chloroforme. Mais si l'on était tenté de se laisser entraîner par ces apparences de succès, il est bon de remarquer que, dans tous les cas, le traitement le plus actif et le plus complet a été employé concurremment avec les inhalations de chloroforme ; ce qui diminue singulièrement la valeur des faits que nous venons de rappeler. Nous ajouterons qu'aucun moyen ne nous paraît moins indiqué que celui-là dans la période algide du choléra épidémique. Ce n'est pas, en effet, quand la respiration et la cir-

(1) *Union médicale*, 11 novembre 1848.

culation sont si profondément troublées que l'on pourra recourir sans danger à un agent qui, d'après les recherches les plus précises, celles de nos savants collègues, MM. Gosselin [1] et Regnauld, celles de MM. J. Guérin et Lebert [2], amène directement et presque instantanément la paralysie du cœur. Je n'hésite donc pas à dire que, même dans le but de combattre les crampes et l'état spasmodique, on ne doit pas tenter les inhalations de chloroforme, et encore moins y voir un spécifique contre le choléra.

Ce titre ne sera pas davantage accordé à *l'huile de naphthe*, qui, en Russie et particulièrement parmi les Cosaques, jouit d'une renommée extraordinaire, et qui entre dans la composition du fameux élixir de Voronej. Cet élixir, qui ne doit pas être souverain, si l'on en juge par les ravages que l'épidémie a faits précisément dans le gouvernement auquel il doit son nom, s'emploie à l'intérieur et à l'extérieur. Il en existe de deux sortes ; le premier, plus faible que le second. Nous devons la connaissance de l'une et l'autre formule à M. Contour, qui les a prises sur les lieux mêmes.

Elixir de Voronej.

N° 1. Camphre,
Sel ammoniac,
Huile de naphte,
Essence de térébenthine,
Acide azotique,
} aâ 8 grammes.

(1) *Arch. génér. de médec.*, décembre 1848, 4e série, t. XVIII, p. 385.

(2) *Acad. de médecine*, novembre 1848.

	Poivre de Turquie,	2 cosses.
	Vinaigre,	200 grammes.
	Eau-de-vie de grains,	2 litres.
N° 2.	Sel ammoniac,	40 grammes.
	Huile de naphthe,	25 —
	Huile d'olives,	40 —
	Acide azotique,	25 —
	Nitrate de potasse, Poivre de Turquie,	50 —
	Menthe anglaise,	250 —
	Vinaigre,	500 —
	Eau-de-vie de grains,	2 litres.

Nous bornons ici cette énumération des moyens internes employés dans le traitement de la première période du choléra épidémique.

Moyens externes.

Déjà, à plusieurs reprises, nous avons dit que l'action des médicaments devait être soutenue par certains moyens capables de concourir efficacement au principal but que l'on se propose, c'est-à-dire au rétablissement de la chaleur et de la circulation. Ces moyens sont de plusieurs sortes; les uns agissent en produisant une chaleur artificielle; les autres en provoquant naturellement la réaction; d'autres, enfin, en déterminant une réaction plus ou moins énergique.

Chaleur artificielle. — Parmi les premiers se rangent les applications de linges chauds, ou, comme en Russie, de feutre chaud, de pièces de laine imbibées d'eau chaude, autour des membres et sur le ventre; les bains chauds, les fumigations sèches faites dans le lit avec de l'air chauffé, soit au moyen d'un appareil caléfacteur, soit par le procédé, aussi simple qu'ingénieux, de M. le professeur Duméril, qui, sous les couvertures soulevées par deux cerceaux, allume une soucoupe contenant 15 grammes d'alcool; l'application autour du corps de sachets de son ou de balle d'avoine chauffée ou d'un sac de taffetas gommé. Une remarque générale qui s'applique à ces différents moyens, et qui a une grande importance, c'est qu'ils se bornent tous à produire autour du malade une atmosphère dont la température est portée artificiellement à un degré de chaleur plus ou moins élevé; et que le corps peut s'échauffer uniquement à la façon d'un corps inerte, ce qui n'est pas toujours sans danger. M. le professeur Trousseau et M. le docteur Pigeaux(1) ont observé des cas dans lesquels l'élévation trop considérable de la température a paru favoriser manifestement l'asphyxie des cholériques. Il faudra donc n'employer la chaleur artificielle qu'avec une grande circonspection et préférer les moyens qui pourront provoquer une réaction naturelle.

Réaction naturelle. — Ces moyens sont peu nombreux, mais ils peuvent être portés à une grande puissance. Ce sont d'une part les bains d'étuve sèche ou humide dont l'emploi n'est pas toujours réalisable; d'une autre part les affusions et les applications d'eau froide. Ce dernier moyen est, sans contredit, l'un des plus énergiques que l'on puisse mettre en usage; et M. Récamier en a mieux que personne posé les indications (2). Le docteur Casper

(1) *Gazette médicale*, 1832, p. 155.

(2) *Du traitement du choléra*. Paris, 1832.

de Berlin avait déjà, en 1831, recommandé cette pratique, qu'il faisait consister en affusions et douches froides; en application d'eau glacée sur la tête, la poitrine et ventre; en lavements d'eau froide et salée (1). Delpech appliquait la glace à l'épigastre en même temps qu'il en faisait avaler d'instant en instant. MM. Récamier, Guéneau de Mussy, Trousseau employaient simplement les affusions simultanément avec l'ingestion de petites quantités d'eau froide. Aujourd'hui on devrait recourir aux procédés de l'hydriatrie, et particulièrement aux moyens de sudation qui consistent à envelopper tout le corps dans un drap mouillé d'eau simple ou d'eau salée et dans des couvertures de laine, et à faire boire de l'eau froide en grande quantité jusqu'à ce que la transpiration s'établisse. Il y aurait, certainement, plus à compter sur ce moyen que sur de simples affusions; et sa puissance est, sans contredit, suffisante pour provoquer une réaction naturelle.

Révulsion. — Les révulsifs les plus énergiques ont été encore employés dans la période algide, afin de réveiller la circulation et de ramener la chaleur. L'urtication, l'application de sinapismes à l'épigastre, sur le ventre, sur les membres; les bains généraux sinapisés, contenant d'un demi à un kilogr. de farine de moutarde; les frictions avec des liniments plus ou moins irritants ont été conseillées dans ce but. Ce dernier moyen, suivant la remarque qui a été faite bien souvent, a le grave inconvénient, lorsqu'il est mal appliqué, d'exposer les malades à se refroidir. Il n'est cependant pas impossible de

(1) *Traité du choléra*, par Littré, *loc. cit.*, p. 148.

prendre à cet égard des précautions suffisantes ; et l'on ne doit pas se priver d'une ressource aussi utile pour diminuer les douleurs atroces que peuvent causer les crampes. Les frictions sont tantôt faites à sec avec la main ou une brosse, tantôt faites avec un liniment camphré ou ammoniacal.

M. le docteur Foy [1] a fait connaître la composition d'une de ces préparations fort usitée en Pologne sous le nom de *liniment des Juifs de Wissnitz*, et qui paraît digne d'être conservée :

Vinaigre,	1/2	litre.
Alcool rectifié,	1	litre.
Camphre en poudre,	30	grammes.
Piment pulvérisé,	15	—
Farine de moutarde,	30	—
Ail pilé,	15	—
Cantharides en poudre,	5	—

Ce liniment s'employait en frictions sur toute la surface du corps.

On peut rapprocher de cette préparation l'emplâtre irritant qu'a fait composer M. Ranque d'Orléans [2] :

« Emplâtre de ciguë,
Diachylon gommé, } a a. 45 grammes.

» Faites ramollir dans l'eau chaude cette masse, ajoutez-y les poudres suivantes :

Poudre de thériaque (c'est-à-dire seulement les substances pulvérulentes qui entrent dans la composition de la thériaque, les autres sont inutiles,	30	grammes.
Camphre en poudre,	6	—
Soufre en poudre,	2	—

(1) *Traité du choléra en Pologne*, 1831, p. 72.

(2) *Guide des praticiens dans le traitement du choléra*, par le docteur Fabre. Paris, 1832, p. 126.

»Faites du tout une masse bien mélangée; couvrez-en une peau ou une toile de grandeur suffisante pour la totalité du ventre, depuis l'épigastre inclusivement jusqu'au pubis.

» Avant d'appliquer cet épithème, saupoudrez-en la surface avec le mélange suivant :

Tartrite antimonié de potasse,	6 grammes.
Camphre en poudre,	4 —
Fleurs de soufre,	2 —

» Retenez l'épithème sur le ventre à l'aide d'un bandage de corps. Laissez-le pendant trois ou quatre jours sans être renouvelé, s'il y a amélioration des symptômes; dans le cas contraire, il devra être renouvelé le lendemain. »

La méthode endermique a été utilisée pour faire absorber certains médicaments en même temps que le vésicatoire agissait à la manière des révulsifs ; c'est cette heureuse combinaison que réalise le moyen suivant dû à M. le docteur Martin-Solon [1].

« L'épine dorsale a été recouverte dans toute sa longueur, depuis la partie inférieure du col jusqu'à la partie inférieure du sacrum, de deux bandelettes de diachylon laissant entre elles un intervalle de deux centimètres environ. On a produit ensuite la vésication au moyen de l'ammoniaque liquide dans l'espace circonscrit entre les deux bandelettes : l'épiderme a été soulevé, et on a saupoudré les parties mises à nu avec de l'hydrochlorate de morphine à la dose de 5 à 7 centigrammes. Dans l'un des deux cas où on l'a employé, on a ob-

(1) *Ibid*, p. 121.

tenu la cessation presque subite des crampes, et dans l'autre un amendement notable. »

Pareil moyen a été mis en usage dans quelques autres cas, dans les lieux où les nerfs sont le plus saillants, au creux du jarret, au pli de l'aisselle vers le plexus brachial, etc.

On a aussi employé avec beaucoup de succès, contre les mêmes accidents nerveux, les fomentations avec la belladone, les cataplasmes belladonisés.

Dans les cas de choléra les plus intenses, l'action des irritants externes a été portée encore à un plus haut degré. M. Sandras (1) cite des cas inespérés de guérison attribués au moyen énergique que nous allons décrire : on étendait sur l'abdomen un linge imbibé d'alcool que l'on enflammait. Il en résultait tantôt une brûlure très superficielle, tantôt au contraire, une escarre profonde, et dans tous les cas une vive douleur et une excitation momentanée de la circulation.

M. Petit, médecin de l'Hôtel-Dieu (2), avait, pendant l'épidémie de Paris, conseillé un moyen plus violent qui a réussi entre ses mains et dans celles de M. Bouillaud. On applique dès le début du mal sur toute la longueur de l'épine dorsale une bande double de flanelle légèrement imbibée de la mixture suivante : ammoniaque liquide 4 grammes, huile essentielle de térébenthine 30 grammes ; et par dessus cette flanelle, une bande également

(1) *Répertoire complet des diverses méthodes de traitement du choléra-morbus*, par Ch. Fraisse et F. François. Paris, 1832, p. 77.

(2) *Arch. génér. de méd.*, 1re série, t. XXVIII, p. 470.

double de linge mouillé d'eau chaude. On promène lentement sur cette dernière, en appuyant un peu un fer à repasser bien chaud. Cette opération, répétée tous les quarts d'heure, a pour effet de déterminer une vésication très rapide, et par suite la chaleur et la circulation se rétablissent, les vomissements et les crampes diminuent d'une manière sensible.

Tels sont les moyens, tant internes qu'externes, qui nous paraissent pouvoir être employés dans la première période du choléra épidémique.

TRAITEMENT DE LA PÉRIODE DE RÉACTION ET DES AFFECTIONS SECONDAIRES.

On vient de voir, par les détails dans lesquels nous sommes entré, que tous les efforts dans le traitement de la première période tendent à provoquer une réaction suffisante mais modérée. Une double indication restera donc à remplir dans la seconde période. Elle consistera à contenir d'une part la réaction dans de justes limites, et l'exciter de l'autre si elle est incomplète. Il est inutile de dire que l'on devra se borner à une médication purement expectante si l'évolution naturelle de la maladie s'opère sans secousses et d'une manière tout à fait régulière. On doit se borner dans ce cas à des boissons délayantes et fraîches, acidules ou émollientes, et à quelques moyens antiphlogistiques très simples, tels que les cataplasmes sur le ventre, les lavements, et une diète encore sévère.

Un traitement actif serait, au contraire, tout à fait indiqué si la réaction se montrait avec trop de violence et que des phlegmasies se développassent: on devrait recourir aux émissions sanguines, générales et locales, employées avec mesure et proportionnellement à l'énergie et à la franchise des phénomènes inflammatoires, ainsi qu'à la force des malades. Si les accidents se présentent sous cette forme nerveuse, caractérisée par la stupeur, le subdélirium, les spasmes, on se trouvera très bien des révulsifs tels que nous les avons indiqués pour la première période, aussi bien que du froid et de la glace appliquée sur la tête ou donnée à l'intérieur. Enfin, si les accidents secondaires affectaient une marche intermittente, comme on l'a observé, le sulfate de quinine devrait être essayé, et pourrait offrir quelques chances de succès.

Il faut malheureusement reconnaître que, lorsque la réaction ne s'accomplit pas régulièrement, la médecine est trop souvent désarmée, soit par suite de l'épuisement extrême des malades, qui ne permet pas de tirer du sang, soit par l'usage impuissant que l'on a fait déjà de toutes les médications actives. Du reste, dans cette période, il est une foule d'indications qui peuvent résulter des dispositions individuelles et pour lesquelles il serait impossible de tracer des règles générales.

TRAITEMENT DE LA CONVALESCENCE.

La convalescence du choléra n'est pas exempte d'accidents ; et l'on ne saurait trop insister sur l'importance qu'il y a à surveiller cette période et à écarter tout ce qui pourrait l'entraver. Autant on peut s'affranchir de toute sévérité quand, après une courte attaque, la convalescence s'établit très rapidement et qu'il y a en quelque sorte passage subit de la maladie à une santé parfaite, autant, au contraire, on doit prescrire le régime le plus rigoureux et les précautions les plus minutieuses, pour peu que la convalescence languisse, et que certains troubles persistent.

Ainsi, pour combattre la tendance au refroidissement, il sera très utile de faire faire tous les matins des affusions d'eau, ou très chaude ou très froide. Aucun moyen ne sera plus propre à ranimer l'action de la peau, qu'il est si utile de réveiller et d'entretenir dans la convalescence de toutes les maladies graves. La gastralgie, l'action des forces digestives, la dyspepsie flatulente, céderont à l'usage des amers et de quelques toniques pris avant et après les repas. La persistance de la diarrhée doit faire recourir aux préparations astringentes et narcotiques, au cachou, à la ratanhia, à de petites doses d'opium. Dans le cas, au contraire, où une constipation rebelle succéderait aux évacuations cholériques, avec anorexie et embarras gastro-intestinal, il serait bon d'administrer quelques légers purgatifs, notamment la poudre de rhubarbe, et surtout la magnésie. Lorsque les crampes et l'insomnie se propageront après la guérison, on pourra les faire cesser à l'aide de bains tièdes ou de quelques préparations opiacées.

Mais ce qui doit dominer dans cette période de la convalescence, c'est une attention toute particulière à se conformer aux règles les plus strictes de l'hygiène ; on devra surtout se prémunir contre l'humidité et les refroidissements. Les plus grandes précautions devront aussi être prises relativement à l'alimentation. Il faudra ne commencer à nourrir les malades qu'avec une extême mesure, et choisir les aliments avec un soin tout spécial. Il est difficile de dire d'une manière absolue quels sont ceux qui conviennent le mieux. On devra à cet égard se guider, dans chaque cas particulier, sur les goûts du malade, et principalement sur l'état des fonctions digestives. Il importe surtout de ne cesser ces soins que lorsque tout accident aura disparu et que la guérison sera définitivement assurée.

RÉSUMÉ DU TRAITEMENT.

Après avoir passé en revue les indications diverses qui peuvent se présenter dans le cours du choléra épidémique et les différents moyens de les remplir, nous croyons utile de résumer en quelques mots la marche générale qu'il convient de suivre dans l'ensemble du traitement de cette maladie.

Une première observation tout à fait capitale; c'est que, quelle que soient les médications que l'on adopte, il faut les poursuivre activement et avec persévérance, sans changer à chaque instant de moyens thérapeutiques, mais sans laisser d'interruption dans l'administration des soins.

Après la stricte observation des règles prophylactiques, l'attention devra être surtout fixée sur les prodromes; et s'ils se manifestent, on devra, sans retard, opposer à ces phénomènes précurseurs un traitement rigoureux et suivi.

Au début, dans quelque forme que se présente l'attaque de choléra, on ne négligera aucun moyen de maintenir ou de rappeler la chaleur, d'amener la sueur en même temps que l'on cherchera à modifier ou à arrêter les évacuations. Les moyens externes et internes seront concurremment employés et continués sans relâche jusqu'à ce que l'on ait obtenu une rémission ou du moins une transformation dans les symptômes.

On doit alors suspendre l'emploi des moyens qui auront servi à produire cette stimulation, dès qu'il se manifeste un peu de chaleur, et que le pouls reparaît. Suivant la remarque éminemment pratique de MM. Trousseau et Pidoux [1], une stimulation modérée amène des réactions modérées elles-mêmes, mais suffisantes et exemptes, en général, de cet état typhoïde, comme parsemé de phlegmasies interminables et de mauvais caractère qui emportent tant de malades. Dans le cas, d'ailleurs, où la réaction est modérée et suffisante, s'il survient des sueurs habituelles abondantes, si les accidents s'amoindrissent successivement, tout médecin sensé s'abstiendra d'agir, et, selon l'expression du rédacteur des *Instructions de l'Académie de médecine de Paris*, « demeurera spectateur satisfait d'un tel état de choses. »

Suivant le mode de réaction, il pourra être nécessaire de revenir aux divers moyens indiqués dans la période algide, ou, au contraire, de recourir à des agents d'un ordre tout opposé. Les complications et les affections secondaires exigeront un traitement

(1) *Loc. cit.*

particulier, subordonné toujours à la constitution des malades et aux ressources que présentera la nature.

Enfin, nous terminerons en rappelant tout le soin qu'exige la convalescence et les précautions infinies qui doivent servir à prévenir les rechutes, accident toujours si redoutable.

CHAPITRE VIII.

Mesures sanitaires.

Si c'est à l'hygiène privée, c'est-à-dire à une conduite régulière et à un régime de vie convenable que l'on doit demander les principaux moyens de se prémunir contre les atteintes du choléra, il est certaines mesures prophylactiques qui appartiennent à l'hygiène publique, et qui seules peuvent diminuer l'intensité de l'épidémie et modérer ses ravages. Tous les gouvernements se sont préoccupés, avec plus ou moins d'intelligence et de zèle, de cette grave question, et ont mis à profit toutes les ressources dont ils pouvaient disposer pour écarter et désarmer le fléau.

Les mesures prescrites dans ce but n'ont pas toutes la même importance. Cependant elles méritent d'être rappelées, car il y a dans l'application de la plupart d'entre elles une réelle utilité. Elles comprennent quatre ordres de moyens que nous allons passer en revue : 1° les moyens d'isolement et de séquestration; 2° l'assainissement et l'entretien de la salubrité; 3° l'assistance publique; 4° et enfin les instructions destinées à répandre parmi les populations les meilleurs conseils à suivre en temps d'épidémie.

ISOLEMENT ET SÉQUESTRATION.

Nous avons fait connaître, en parlant des causes, l'opinion universellement répandue dans le principe, sur la nature contagieuse du choléra; et la sévérité des mesures sanitaires inspirées par cette fausse doctrine. On a vu avec quelle rigueur avaient été partout établis les quarantaines et tous les moyens d'isolement et de séquestration, précautions aussi vaines que tyranniques, contre lesquelles s'étaient déjà révoltés l'instinct des peuples et l'esprit libéral de quelques gouvernements, du gouvernement prussien, par exemple. Aujourd'hui l'inutilité de ces mesures est reconnue dans les lieux mêmes où elles avaient été le plus durement mises en pratique; et l'on doit laisser dans un juste oubli les quarantaines, les cordons sanitaires, qui ne doivent plus trouver place dans la prophylaxie du choléra épidémique.

ASSAINISSEMENT ET SALUBRITÉ.

Il est du domaine des autorités municipales de combattre, par tous les moyens qui sont en leur puissance, les causes d'insalubrité qui contribuent si activement au développement et à l'extension de la maladie. Outre l'entretien de la voie publique qu'il faut débarrasser des immondices de toute sorte qui peuvent y être amoncelées, outre la surveillance assidue des établissements insalubres, il conviendrait que l'attention se portât principalement sur ces habitations malsaines où est agglomérée une partie si considérable de la population des grandes villes, et particulièrement sur ces maisons garnies qui sont en quelque sorte des foyers désignés aux coups les plus cruels de l'épidémie. Une mesure extrêmement sage, qui ne sera malheureusement pas souvent réalisable, mais à laquelle on ne devra pas manquer de recourir toutes les fois que cela sera possible, c'est le déplacement, la dissémination des familles les plus nombreuses et les plus pauvres que l'on ferait sortir de leurs étroites demeures, et auxquelles on donnerait momentanément asile dans les localités spacieuses des édifices publics et des bâtiments divers, qui pourraient convenir à cette appropriation. Du reste, il sera partout nécessaire de remédier aux funestes conséquences de l'encombrement, et de faciliter l'aération et la ventilation des lieux où seront réunis un certain nombre de personnes. Si l'on se reporte à ce que nous avons dit en examinant l'influence étiologique de l'insalubrité, on comprendra, sans que nous ayons besoin d'y revenir, dans quel sens devront être dirigées les mesures d'assainissement propres à prévenir les ravages du fléau.

Il est une pratique qui a été adoptée et suivie avec une telle exagération, qu'il sera sans doute fort difficile d'en démontrer l'inutilité; c'est l'usage des substances désinfectantes, et notamment des chlorures et du camphre. On se rappelle qu'à Paris bien peu de maisons, bien peu de personnes ont échappé à ces procédés de désinfection, dont l'odeur pénétrante et les propriétés ne sont pas toujours sans inconvénients. Nous n'hésitons pas à les considérer comme plus nuisibles qu'avantageux, et nous nous associons sans réserve à cette judicieuse remarque de M. Monneret : « Combien d'hommes » préfèrent avaler une drogue vendue par un empi- » rique, se soumettre à quelques pratiques singu- » lières ou ridicules, porter un spécifique ou infecter » de quelque puante odeur l'atmosphère qu'ils » respirent, plutôt que de régler eux-mêmes leur » hygiène d'une manière conforme à la raison et » aux lois de la nature. »

ASSISTANCE PUBLIQUE.

Si l'assistance est dans tous les temps un devoir de la société envers ceux de ses membres qui manquent du nécessaire, c'est une loi impérieuse, c'est presque une nécessité de salut public, lorsqu'on est sous l'imminence ou sous le coup d'une épidémie de choléra.

La première obligation des dépositaires de l'autorité ou de ceux qui sont chargés de répartir les secours publics, doit être d'assurer aux indigents une nourriture plus saine et plus abondante, un vêtement suffisamment chaud et un abri convenable. Ce sont là les plus sûrs moyens d'éviter que le choléra ne décime ces malheureux, et en même temps qu'il n'étende ses ravages dans les grandes villes.

L'administration des secours aux malades confiés à l'assistance publique sera organisée d'avance, d'une manière active et complète. Mais une question grave se présente à ce sujet, qui semble préoccuper aujourd'hui et diviser les esprits les plus éclairés. C'est celle de savoir si l'on doit multiplier les hôpitaux en ouvrant des asiles temporaires, ou se borner à étendre les secours à domicile. Il est loin de ma pensée de vouloir relever et soutenir les idées de contagion au nom desquelles on avait, dans certains pays, enlevé les malades du sein de leurs familles pour les séquestrer dans des hôpitaux spéciaux ; mais je n'hésite pas à dire que rien ne serait plus funeste que de renoncer à l'établissement d'asiles temporaires. Dans les grandes villes, l'administration des secours à domicile rencontrera toujours des difficultés extrêmes, et sera trop souvent rendue impraticable par les conditions déplorables d'habitation, de propreté et de salubrité, par le dénument enfin, dans lequel sont placés le plus grand nombre de ceux qu'il s'agit de secourir. Ces difficultés s'accroissent au point de devenir insurmontables devant une épidémie aussi active et aussi meurtrière que le sont en général les épidémies de choléra. C'est au médecin surtout qu'il appartient de combattre ces tristes préjugés avec toute l'autorité que lui donnent ses lumières, son dévouement et son expérience des misères humaines.

Il est bien entendu qu'en multipliant les hôpitaux, en augmentant le nombre des lits et toutes les ressources matérielles dont on peut avoir besoin, on se réservera en même temps de rendre plus active et plus efficace l'assistance à domicile. L'établissement de dispensaires nombreux et bien organisés a rendu, dans un grand nombre de villes, notamment en Irlande, les plus grands services et devra être partout conseillé. La commission sanitaire de Dublin, dans les détails très minutieux qu'elle a donnés sur l'organisation des secours à domicile, conseille au médecin de garde de se munir d'une boîte de médicaments lorsqu'il se transporte chez les malades.

» Cette boîte, très petite d'ailleurs, devra renfermer des paquets soigneusement étiquetés, contenant les uns du carbonate d'ammoniaque, les autres des pilules d'opium et de gingembre, des pilules d'opium et de calomel, des fioles contenant de la teinture d'opium, de l'éther, de la teinture de ratanhia; le tout divisé et étiqueté de manière à permettre l'administration immédiate. On conseille aussi de ne point découvrir le malade pour faire des frictions avec des fluides stimulants, en ce que l'évaporation et le manque de couvertures font perdre les avantages qu'on espère retirer des frictions. Ces dernières devraient se faire à sec, avec la main, sans déranger les couvertures.

» Une mesure qui se rattache aux précédentes, et que nous ne saurions trop hautement approuver, a été récemment mise en pratique à Berlin [1]. Tous les médecins ont été autorisés par la municipalité à faire délivrer gratuitement les médicaments aux cholériques pauvres près desquels ils seraient appelés. Ils n'ont pour cela qu'à ajouter à leurs ordonnances ces mots : *Cholera pro paupere*. Le prix de ces médicaments est porté au budget des dépenses

[1] *Documents communiqués. Union médicale*, 26 octobre 1848.

de la commune. Cette mesure, aussi utile qu'intelligente, ne peut manquer de porter d'excellents fruits; et la mesure, la loyauté avec lesquelles les membres du corps médical la mettraient en pratique, ne permettent pas de penser qu'il en pût résulter quelque abus.

INSTRUCTIONS.

Dans presque tous les États qui ont eu à subir l'invasion du choléra épidémique, les gouvernements ou les autorités municipales ont compris qu'il était de leur devoir de répandre dans le public des instructions propres à détruire les préjugés, à éclairer les causes de la maladie, à faire connaître les moyens de s'en garantir, et à tracer une règle de conduite fondée sur les données les plus certaines de la science. Ces conseils peuvent être éminemment utiles, et sans pouvoir réunir ici tous ceux qui ont été publiés, nous croyons devoir en faire connaître quelques exemples. Nous choisirons de préférence les instructions qui, dans l'épidémie actuelle, ont été données par le gouvernement en Russie et en Angleterre par le Conseil général de santé.

Instructions sur le choléra adressées aux habitants par le gouvernement russe (1).

« Les précautions suivantes sont recommandées afin de se préserver du choléra :

» Prémunir le corps et particulièrement l'estomac contre le froid; porter à cette fin autour du ventre, sur la peau, une bande en laine ou bonne

(1) *Union médicale*, 9 septembre 1848.

flanelle; ne point se coucher sur la terre nue, ni dormir la nuit en plein air après avoir fortement travaillé; ne pas boire, pendant la transpiration, de l'eau ou autre boisson froide; éviter les boissons acides et ne point boire trop à la fois; prendre des aliments légers et avec modération; ne pas manger de pain mal cuit, ni de végétaux crus, ni de fruits verts, ni mets, ni boissons qui ne soient entièrement frais, et s'abstenir surtout de l'usage des mets ou boissons salés et provoquant la soif; tenir propres le corps et l'habitation; ne souffrir aucune espèce de cloaque près de la maison; ne pas conserver dans la maison ni volailles, ni autres animaux, et y faire pénétrer un air pur au moyen de la ventilation; lorsqu'il y a des malades, éviter tout encombrement.

» Couvrir chaudement le patient; frotter le corps avec du vinaigre chauffé ou de l'eau-de-vie, en faire autant aux mains et aux pieds, ainsi qu'au creux de l'estomac avec du goudron clair, ou, à défaut de ce dernier, avec de l'eau-de-vie forte; donner au malade souvent, et en petite quantité, une infusion légère et chaude de menthe, ou de l'essence de menthe sur un peu de sucre, une ou deux gouttes à la fois; s'il n'y a pas de relâche dans les douleurs et dans les vomissements, appliquer sur le creux de l'estomac un emplâtre de moutarde; si les symptômes continuent, appliquer de 12 à 20 sangsues sur l'estomac chez l'adulte, de 6 à 10 chez l'enfant, mais seulement si le patient est d'une forte constitution. Un bain chaud, s'il se trouve préparé sous la main, est d'un bon secours; mais à défaut de ce moyen, on peut préparer un bain de vapeur de la manière suivante : Chauffer quelques pierres ou briques ; placer au-dessus d'elles un bois de lit avec un fond à sangles croisées ; y coucher le patient bien couvert ; verser sur les pierres du vinaigre, dont la vapeur, aidée par des frictions continuelles, provoquera une forte transpiration. A défaut de ce bain de vapeur, placer autour du malade, et en contact avec lui, des sachets de sable chaud ou de cendre.

» Durant la dernière épidémie, aucune application n'a été trouvée aussi efficace que les frictions fortes, soit avec la main nue, soit avec un morceau de drap, soit avec une brosse, en faisant usage de goudron clair ou d'un autre irritant. On peut employer l'essence de menthe poivrée avec plus d'assurance qu'on ne l'a fait jusqu'à ce jour. Il importe enfin de se soigner très bien dans la convalescence. »

Nous allons reproduire encore, malgré son étendue, le document officiel qui a été publié à Londres le 5 octobre 1848, et dont on reconnaîtra facilement l'importance; car les préceptes qui y sont contenus reposent sur l'observation exacte des faits tels que nos études nous les ont montrés dans les différentes épidémies de choléra.

Instructions sur le choléra et avis relatifs à la loi pour éloigner les causes d'insalubrité et prévenir les maladies, publiées par le conseil général de santé d'Angleterre (1).

« Le conseil général de santé, après avoir examiné les rapports officiels qu'il a reçus sur la marche du choléra asiatique depuis les derniers comptes-ren-

(1) *Documents communiqués. Union médicale*, 17 octobre 1848.

dus de la Commission métropolitaine d'hygiène, après avoir consulté les membres les plus éminents de la Faculté et possédant des connaissances spéciales sur cet objet, comparaison faite des renseignements nouveaux avec les observations faites sur le mode antérieur de propagation du choléra asiatique en Europe,

» Fait savoir :

» Que l'expérience acquise sur cette maladie lors des dernières invasions en 1831-1832, et l'expérience plus développée acquise pendant sa marche récente à travers la Perse, l'Égypte, la Syrie, la Russie, la Pologne et la Prusse, semblent devoir modifier quelques unes des idées qu'on s'en était faites dans le principe : ces idées portent principalement sur les mesures qu'il convient d'adopter pour prévenir ou diminuer le mal.

» L'ensemble des témoignages obtenus d'observateurs de toutes classes dans plusieurs pays, sous différents climats, et au milieu de populations présentant toutes les variétés possibles dans leurs conditions physiques, politiques et sociales, la coïncidence de ces témoignages et l'autorité qu'on ne peut leur refuser, ôtent toute valeur à l'opinion qui a prévalu dans un temps, que le choléra était, par sa nature, contagieux : cette opinion, si elle est erronée, est extrêmement nuisible, en ce qu'elle détourne l'attention de la vraie cause du danger et des vrais moyens de s'en garantir pour la diriger sur des fantômes. Elle occasionne des paniques, fait négliger et abandonner les malades, encourir des dépenses énormes pour des mesures au moins inutiles, et perdre de vue cet intervalle, si court, mais décisif, entre le commencement et le développement de la maladie, pendant lequel l'action des moyens curatifs est le plus efficace.

» Quoiqu'il soit vrai que certaines conditions peuvent prêter à la propagation du mal d'une personne à l'autre, comme, par exemple, l'entassement des malades dans des chambres étroites et mal aérées, ceci ne touche en rien au principe général de la non contagion ; d'ailleurs ces conditions ne se présenteront sans doute jamais dans ce pays. En outre, les mesures de précaution fondées sur le système contraire, quarantaines intérieures, cordons sanitaires, isolement des malades, dans lesquelles on a eu autrefois une entière confiance, ont été en dernier lieu abandonnées dans tous les pays où le choléra s'est montré, d'après l'épreuve faite de leur inefficacité.

» Il est démontré aussi que le choléra s'annonce presque toujours à l'avance par des symptômes qui indiquent son approche et donnent le temps d'employer les moyens les plus capables d'en arrêter les progrès. S'il est vrai de dire que dans certaines circonstances, ses attaques peuvent paraître subites, comme dans les localités où l'infection est concentrée sur un point isolé, ou bien chez les individus présentant une prédisposition particulière à recevoir la maladie ; toutefois, la certitude acquise, que le choléra par lui-même n'est pas contagieux et qu'il donne ordinairement des indications distinctes de son approche, constitue deux grands faits bien propres à enlever à cette maladie ce qu'elle a de plus effrayant, et à démontrer l'importance des mesures préventives, si supérieures dans leur effet aux mesures curatives.

» L'identité des causes qui favorisent l'origine et le développement des épidémies en général, et du choléra asiatique en particulier, semble désigner les véritables mesures de précaution à prendre pour prévenir un fléau qui, après un intervalle de seize ans, et dans un moment où d'autres épidémies font des ravages extraordinaires, menace de faire irruption pour la troisième fois. Le Conseil de santé appelle donc la coopération cordiale de toutes les classes de la société pour l'exécution des mesures que l'examen le plus approfondi lui permet de recommander, et il est convaincu que cette coopération, avec les pouvoirs spéciaux que lui donne la loi, quoiqu'ils puissent ne pas être aussi étendus qu'il le faudrait, et malgré le peu de temps qui lui reste peut-être pour les exercer, ne saurait manquer de produire les plus heureux résultats.

» Dans le but de mettre en pratique tous les moyens de précautions disponibles contre le danger qui nous menace, le Conseil recommande aux gardiens des pauvres, en Angleterre et dans le pays de Galles, aux conseils de paroisse pour les intérêts des pauvres en Ecosse et à tous leurs employés, de se tenir prêts à exécuter les ordres qu'il pourra, à différentes époques, leur transmettre en vertu de la loi rendue dans la onzième et la douzième année du règne de la reine Victoria. Cette loi est intitulée « Acte pour renouveler et amender une loi de la

» dixième année du règne de S. M. la Reine, pour
» détruire plus rapidement certaines causes d'insa-
» lubrité et prévenir les maladies contagieuses et
» épidémiques. »

» Les gardiens des pauvres et les conseils de paroisse seront probablement requis de faire, soit par eux-mêmes, soit par l'entremise de leurs employés ou d'agents spéciaux qu'ils nommeront à cet effet, des visites domiciliaires dans leurs districts respectifs, et de faire des rapports à leur administration en ce qui concernera la maladie régnante et les causes remédiables qui paraîtront l'alimenter. Ces visites domiciliaires seront surtout enjointes dans les districts dangereux où le typhus ou d'autres maladies épidémiques se sont fréquemment reproduites.

» Les conseils de gardiens et conseils de paroisse devront mettre en vigueur, toutes les fois que cela paraîtra nécessaire, les articles de la loi précitée qui ont rapport aux causes d'insalubrité.

» Les nettoyages qu'on a pratiqués lors de la première invasion du choléra ayant présenté de grands avantages, et l'expérience ayant démontré que les mesures préventives employées contre le choléra sont également bonnes contre le typhus et les autres maladies épidémiques et endémiques, les conseils devraient appliquer immédiatement toutes les mesures exécutables pour assurer le nettoyage intérieur et extérieur des habitations dans les districts mal situés.

» Les causes qui prédisposent à toutes les épidémies, principalement au choléra, sont : l'humidité, la malpropreté, la décomposition des matières végétales et animales, et en général tout ce qui contribue à vicier l'atmosphère ; toutes ces causes tendent à énerver l'économie et à la rendre plus accessible à la maladie, surtout chez les jeunes gens, les vieillards et les personnes d'une faible constitution.

» Les attaques du choléra sont toujours plus violentes et plus fréquentes dans les pays enfoncés sur les bords des rivières, dans le voisinage des égouts, partout où il y a accumulation d'immondices, surtout dans les habitations des hommes. Dans une proclamation récemment publiée en Russie, l'influence de ces causes ou des causes analogues est reconnue, et on recommande, en conséquence, de tenir les habitations bien nettoyées, d'observer la plus grande propreté sur sa personne, de ne pas laisser subsister de puisards à proximité des maisons, de n'y laisser entrer ni volailles ni autres animaux, d'établir une ventilation constante dans les appartements, et d'éviter l'encombrement partout où il y a des malades.

» On avertira les habitants de toutes classes, que leurs principaux moyens de sûreté consistent à éloigner de leurs maisons et dépendances les fumiers et accumulations de matières fécales solides ou liquides. Quoique les personnes accoutumées à un pareil voisinage ne s'aperçoivent pas de ce qu'il a de désagréable et ne le croient pas nuisible, néanmoins tous ceux qui veulent se garantir du danger devront s'efforcer d'enlever toutes ordures et de nettoyer de fond en comble leurs habitations ; et la loi les contraindra d'ailleurs de le faire dans l'intérêt de leurs voisins aussi bien que dans le leur.

» Après les mesures de propreté, l'éloignement de l'humidité doit être principalement recherché; il faudra, par conséquent, entretenir des feux suffisants, surtout dans les localités humides et malsaines, où le feu est aussi nécessaire comme moyen de ventilation que pour chauffer et sécher.

» De nouveaux renseignements venus de Russie, établissent que dans quelques casernes et autres établissements où il y a de nombreuses réunions d'individus, et dans lesquels ces conditions ont été remplies, l'épidémie a été comparativement insignifiante : il est facile d'obtenir le même résultat dans les maisons particulières. Nous avons vu en Angleterre des épidémies occasionner de grands ravages dans les habitations privées, tandis que dans les mêmes localités, les établissements publics, quoique le système de ventilation y soit encore imparfait, en ont été presque entièrement exempts.

» Mais quoique chaque chef de famille puisse assainir jusqu'à un certain point son habitation, les moyens de purifier complétement l'atmosphère, dans les endroits où la population est très serrée, sont hors de leur pouvoir.

» En conséquence, la dernière loi 11-12e de Victoria, chap. 123, sect. 1re, stipule que pour les cas d'incapacité, d'insuffisance ou de négligence, la charge de prendre les mesures de propreté sera dévolue à certains corps constitués, tels que : « conseils municipaux, syndicats ou comités pour le pavage, l'éclairage, l'écoulement des eaux, la police, ou toute autre institution semblable, commissaires des égouts, gardiens des pauvres, etc. »

» Il est dit que, sur une notification par écrit, signée par deux habitants au moins, pour signaler que telle maison ou construction est dans un état malpropre et malsain, qu'il s'y trouve des puisards, égouts, conduits ou fossés engorgés et infects, ou des tas d'ordures, ou des porcs tenus de manière à devenir une cause d'insalubrité, l'autorité examinera ou fera examiner les lieux. Si, après examen, ou sur certificat délivré par deux médecins en titre, il est démontré qu'il existe des amas d'insalubrité, l'autorité portera plainte devant deux juges de paix, qui devront enjoindre qu'il y soit porté remède. Les clauses amendées que contient cette loi devront être d'avance étudiées, publiées et mises en vigueur, surtout celles qui prescrivent le curage des fossés infects, par des journaliers dépendant des inspecteurs ou syndics voyers.

» Les officiers de santé de *l'Union*, qui sont appelés à soulager les malades indigents, connaissent nécessairement les lieux où les maladies se manifestent et sont dangereuses ; ce sont invariablement les lieux plus malpropres et ceux qu'il y a le plus nécessité d'assainir. Or, la loi sur les causes d'insalubrité impose aux gardiens des pauvres le devoir de prescrire et de faire exécuter les opérations d'assainissement.

» Dans plusieurs districts, les agents de police, dans leurs tournées habituelles, ont rendu de grands services en signalant jour par jour les maisons, cours, allées et rues dans leur circonscription qui avaient le plus grand besoin d'être nettoyées, ainsi que la négligence des balayeurs publics dans l'exécution de leurs devoirs, et toutes autres causes d'insalubrité. Les conseils de gardiens et les comités spéciaux pris dans leur sein feront bien de s'entendre avec les comités spéciaux des conseils municipaux, qui ont, par l'intermédiaire de leur comité de surveillance, le droit de contrôle sur la police, et de s'assurer pour cet objet le concours de cette institution.

» Le clergé des paroisses et les autres ministres de la religion, en s'associant avec des comités de laïques pour suivre le système de visites domiciliaires, ont rendu d'immenses services dans les localités les plus pauvres. On recommande aux conseils de gardiens, partout où faire se pourra, d'adjoindre aux comités spéciaux des membres pris parmi eux, et qui pourront être momentanément dispensés de toute autre fonction ; ils appelleront à leur aide le clergé de leur paroisse et les ministres des autres sectes, l'assistance des médecins et autres employés de l'*Union* (dépôt de mendicité).

» Ces comités paroissiaux seraient, entre autres, très utiles pour faire parvenir jusqu'aux classes pauvres la connaissance des moyens préventifs à leur portée, et leur faire comprendre l'urgente nécessité pour eux, dans cette circonstance, d'observer sur leurs personnes et dans leurs habitations la plus grande propreté, de renouveler l'air et de suivre un régime de tempérance bien réglé.

» Par la loi, pour prévenir la contagion, le Conseil de santé est astreint à émettre des réglements pour seconder et diriger les gardiens des pauvres et les autres autorités locales dans l'exécution des devoirs qui leur sont imposés toutes les fois que le pays est envahi ou menacé par une maladie épidémique ou contagieuse. En conséquence, le Conseil s'est empressé de se mettre en rapport avec les commissaires de la loi des pauvres,[1] dans le but de prendre toutes les précautions possibles contre le fléau qui s'approche de nos rivages d'un pas mesuré, et le Conseil s'occupe de préparer un réglement de mesures générales, qui sera publié et mis en pratique dans les districts aussitôt que leur position particulière, au point de vue hygiénique, aura été reconnue.

» En attendant, si, malgré toutes les précautions prises, cette maladie venait malheureusement à se déclarer dans un district, il deviendrait essentiel pour la sûreté des habitants qu'ils fussent bien pénétrés de l'importance qu'il y a de suivre, sans retard et avec attention, le symptôme précurseur qui annonce le commencement de l'attaque.

» Ce symptôme est le relâchement dans les intestins qu'on peut considérer comme précédant généralement la période dangereuse de la maladie. Quelquefois, il est vrai, dans les circonstances déjà citées, lorsque le poison existe à un degré d'intensité insolite, ou lorsqu'il y a une prédisposition naturelle très marquée, la première période semble faire défaut, comme on le voit parfois dans de violentes attaques d'autres maladies ; mais dans le choléra, ce cas est si rare, qu'il est permis de n'en pas tenir compte dans la pratique. Partout, et dans toutes les circonstances où le mal a eu le caractère d'épidémie, l'expérience se trouve toujours sur ce point d'accord avec ce qui s'observe en ce moment à Hambourg.

« Dans la plupart des affections, écrit le consul » britannique, au sujet de l'épidémie qui vient de se » déclarer dans cette ville, le mal s'est manifesté par » un relâchement d'intestins, qui cède si on y remédie » sans retard, mais qui, négligé, est bientôt suivi d'at- » taques spasmodiques entraînant la mort générale- » ment dans l'espace de quatre ou six heures. »

» Ce relâchement intestinal peut être accompagné de souffrances en général peu aiguës ; mais le plus souvent la douleur est nulle, et pendant plusieurs heures et même plusieurs jours le mal de ventre est si léger, qu'il peut paraître insignifiant ; en sorte que si on n'était pas prévenu de l'importance de ce symptôme, on pourrait n'y faire aucune attention.

» On doit cependant répéter que, toutes les fois que le choléra asiatique est épidémique, le moindre relâchement d'entrailles doit être considéré comme le commencement de la maladie et traité en conséquence, attendu qu'à ce degré il peut être arrêté par des moyens fort simples, mais que, si on le néglige seulement pendant quelques heures, il peut prendre une tournure funeste.

» Il est donc indispensable que, dès la première apparition du choléra, les autorités locales prennent des dispositions pour établir des visites domiciliaires dans les quartiers pauvres de leurs districts respectifs, ce moyen étant le seul qui, dans les endroits les plus exposés, et parmi les individus les plus susceptibles de recevoir la maladie, permette d'en reconnaître les symptômes avant-coureurs assez à temps pour en arrêter les progrès.

» Les chefs de famille, maîtres de pensions, directeurs de dépôts de mendicité, propriétaires de grands établissements, tels qu'usines, fabriques, ateliers, mines, magasins et docks devraient prendre eux-mêmes le rôle d'inspecteurs, ou charger une personne compétente d'examiner journellement tous les individus qu'ils emploient et d'administrer les remèdes convenables dès que le symptôme précurseur se manifestera.

» Chaque membre d'un comité d'inspection devrait être pourvu de remèdes préparés par doses convenables et prêts à être appliqués sur place dès que le symptôme précurseur se montrera, et signaler de suite l'individu à qui il l'aura fait prendre, afin qu'il reçoive aussitôt la visite d'un médecin.

» On devrait créer des dispensaires pour les coliques intestinales sur des points convenables, où les gens du voisinage pourront s'adresser pour recevoir les remèdes et les conseils d'un médecin dès qu'ils seront attaqués du symptôme précurseur.

» L'expérience ayant démontré l'insuccès des hôpitaux pour le choléra, il faut prendre les meilleurs moyens possibles pour assister à domicile les individus qui en auront besoin. Un moyen des plus efficaces sera sans doute de choisir des personnes qu'on instruira à rendre, comme garde-malades, les services que la circonstance exige, et qui seront payées pour consacrer tout leur temps à soigner les malades à domicile, sous la direction des officiers de santé.

» Il sera encore nécessaire de nommer un certain nombre de médecins qui seront chargés, moyennant des honoraires convenables qu'on leur allouera, de consacrer tout leur temps, les uns au service des dispensaires le jour et la nuit, les autres à visiter les malades à leur domicile.

» Comme il pourra cependant se présenter des cas de détresse extrême dans des localités et dans des maisons où il serait impossible de suivre le traitement, on devra se mettre en mesure de recevoir les malades, en pareil cas, soit dans les hôpitaux, soit dans les dépôts de mendicité, soit dans des logements séparés, préparés à cet effet, et convenablement chauffés et aérés.

» Les médecins, dont l'avis fait autorité, sont d'accord que les remèdes à opposer aux symptômes précurseurs sont les mêmes que ceux qui agissent de la manière la plus efficace dans les cas de diarrhée commune; que les remèdes les plus simples suffiront si on les donne dès la première apparition de ce symptôme. Les remèdes ci-après, qui sont à la portée de tout le monde, peuvent être considérés comme les plus utiles.

» Ce sont 1 gramme d'extrait d'opium mêlé avec 2 cuillerées à bouche d'eau de menthe, ou avec un peu d'eau-de-vie très étendue d'eau, qu'on répétera toutes les trois ou quatre heures, ou plus souvent si l'attaque est violente, jusqu'à ce que le relâchement soit arrêté;

» 30 gram. de mixtion composée de craie (*pulvis cretæ comp.*) avec 50 à 75 centigr. de confection aromatique (*conf. aromat.*), et de 5 à 10 gouttes de laudanum, répétés de la même manière; on peut y ajouter de 15 à 30 grammes de teinture de cachou (*tinct. catechu*) si l'attaque est violente.

» Ces doses seront administrées par moitié aux adolescents au-dessous de quinze ans, et en quantité plus réduite encore aux enfants.

» On fera bien de continuer à prendre ces remèdes le matin et le soir pendant quelques jours après que le cours de ventre aura cessé; mais, dans tous les cas, il faudra tâcher, autant que possible, d'obtenir une consultation de médecin sur les lieux mêmes dès le principe du dérangement.

» Après l'usage de ces remèdes, le point le plus important est la manière de se nourrir et de se vêtir. Partout où le choléra est épidémique, on observe invariablement chez un grand nombre de personnes une tendance extraordinaire à une irritation d'intestins. C'est assez pour indiquer qu'il est essentiel de s'abstenir des aliments qui peuvent contribuer à entretenir l'état de relâchement, tels que les végétaux verts de toute sorte, choux, concombres, salades, cuits ou crus. Il faudra aussi se priver de l'usage de fruits de toute sorte, même mûrs et cuits, secs ou confits. Les aliments végétaux les plus sains sont le pain bien cuit, mais pas tendre, le riz, le gruau et les pommes de terre de bonne qualité. On doit éviter les objets confits au vinaigre. Divers aliments et boissons, qui, en temps ordinaire, sont sains et conviennent aux individus, peuvent, dans cette circonstance exceptionnelle, devenir très dangereux.

» On doit rechercher les aliments solides plutôt que liquides, et les personnes qui ont le choix devront principalement se nourrir de viande, qui offre l'aliment le plus concentré et le plus fortifiant, ayant soin d'éviter les viandes salées ou fumées, le porc, le poisson salé et les coquillages, le cidre, le poiré, le gingerbeer, la limonade, les boissons acides et les liqueurs alcooliques.

» Une grande tempérance dans le boire et le manger est absolument nécessaire, comme mesure de sûreté, *pendant toute la durée de l'épidémie*. Un seul excès a souvent amené une attaque violente et suivie de mort. L'intervalle entre les repas ne doit pas être long, le choléra ayant invariablement sévi avec une violence extraordinaire parmi les classes qui s'astreignent aux longs jeûnes observés dans l'Orient et dans quelques pays d'Europe.

» Des exemples frappants peuvent être cités à l'appui de ces avis importants. Le docteur Adair Crawford assure qu'en Russie les attaques les plus violentes sont celles qui arrivaient à la suite d'un repas solide précédé d'un long jeûne. En Angleterre, lors de la première invasion, les attaques les plus fréquentes et les plus fatales se sont manifestées dans le milieu de la nuit, quelques heures après un souper indigeste.

» Les trois cas mortels qui viennent de se produire chez des matelots qui avaient été à Hambourg et qui arrivaient malades à Hull, sont arrivés, ainsi que l'enquête l'a prouvé, après que ces hommes eurent mangé une forte quantité de prunes et bu de la bière aigre; et les deux cas mortels qui ont eu lieu plus récemment encore à bord du *Volant*, ont atteint deux ivrognes qui avaient continué de boire malgré les avertissements qu'on leur avait donnés sur le danger de l'intempérance.

» Par suite de la liaison intime qui existe entre

l'épiderme intérieur et la membrane interne des intestins, des vêtements chauds sont très importants; il sera donc bon de porter de la flanelle sur la peau. On a reconnu, en dernier lieu, sur le continent, qu'il était très utile de porter une ceinture de flanelle autour du corps pendant la journée, et cette précaution peut devenir indispensable chez nous pendant la saison froide et humide dont nous approchons.

» On doit avoir le plus grand soin de se tenir les pieds chauds et secs, de changer de vêtements aussitôt qu'on a été mouillé, et de tenir les chambres à coucher et autres appartements bien aérés, bien secs et chauds.

» On doit prémunir aussi contre l'emploi des purgatifs froids tels que sels d'Epsom, de Glauber, poudres de Sedlitz, qui deviennent dangereux à cette époque, en quelque quantité qu'on les prenne. Les purgatifs drastiques de toute sorte, tels que le séné, la coloquinte, l'aloès, ne doivent s'employer que par ordonnance spéciale du médecin.

» On n'a pas jugé nécessaire ni convenable de donner des instructions pour le traitement de la maladie : les dispositions proposées ci-dessus pourront suffire jusqu'à l'arrivée d'un médecin, alors les symptômes particuliers à chaque individu seront traités comme ils l'exigeront.

» Quoique l'époque du danger puisse imposer à toutes les classes des efforts et des sacrifices extraordinaires, on peut croire que cette époque ne sera pas de longue durée, puisque, dans la précédente invasion du choléra, cette maladie s'est rarement maintenue dans les localités qu'elle a atteintes au delà de quelques mois et même de quelques semaines. D'un autre côté, on peut espérer raisonnablement que les améliorations introduites dans le but d'en arrêter le progrès contribueront avec le même succès à en abréger la durée, et que ces améliorations ne seront pas temporaires comme l'occasion qui les a fait naître, mais produiront des avantages permanents.

» Pour conclure, le Conseil général de santé insiste de nouveau sur cette remarque, que toute mesure préventive contre le choléra est également utile contre le typhus et toute autre maladie épidémique sujette à retour. Il appelle l'attention de toutes les classes sur ce fait, aussi palpable que consolant, relatif au choléra, que sous sa forme la plus intense et dans sa période avancée, il n'y en a pas contre laquelle il soit plus au pouvoir des hommes de se précautionner, soit comme individus, soit comme institutions collectives, en surveillant avec attention la maladie dans sa première période ou dans les symptômes précurseurs, et en supprimant les causes qui sont des agents connus de propagation dans toutes les épidémies. Ainsi donc, quoique les événements ne dépendent pas de nous, il nous est permis d'attendre avec espoir et même avec confiance le résultat des mesures de précaution que l'expérience et la science ont actuellement mises à notre portée, si elles sont appliquées avec résolution et persévérance. »

Nous terminerons par un exposé succinct des mesures pleines de sagesse qui avaient été prises à Paris à l'approche de l'épidémie de 1832, et que l'on peut donner comme un modèle. Si nous avons à craindre une nouvelle atteinte du fléau, nous ne pouvons désirer qu'une chose, c'est que l'administration suive en tous points la même conduite qu'elle a suivie la première fois.

Précautions prises à Paris par l'administration avant l'invasion du choléra (1).

« M. le préfet de police, de concert avec M. le préfet du département, prit, le 20 août 1831, un arrêté qui créait tout à la fois une commission centrale de salubrité composée de quarante-huit membres, douze commissions d'arrondissements chargées de correspondre avec elle, et qui devaient elles-mêmes s'entendre avec d'autres commissions nommées dans chacun des quarante-huit quartiers de la ville et des deux arrondissements du département.

» Des médecins, des chimistes, des pharmaciens connus, des citoyens honorables présentés par MM. les maires, furent désignés pour former ces commissions, et pour qu'elles ne manquassent d'aucun renseignement utile et nécessaire, on leur adjoignit des commissaires voyers et des commissaires de police.

» Les commissaires de quartiers furent plus spécialement chargés de visiter les maisons particulières; de constater l'état des fosses d'aisances, des plombs, des puits, des puisards; de surveiller les institutions, les écoles, les établissements de nourrices, les maisons de sevrage et de santé, celles qui sont habitées par des nourrisseurs de chevaux, de chiens, de porcs, de lapins, de poules, de pigeons. Elles durent encore porter leur attention sur les logeurs, les nourrisseurs, les tanneurs, les baigneurs, les

(1) *Rapport sur la marche et les effets du choléra-morbus dans Paris*. Loc. cit., p. 15.

boyaudiers, les chiffonniers, enfin sur les ateliers de toute espèce, susceptibles de devenir nuisibles par une mauvaise tenue ou par l'odeur qu'ils exhalent.

» Les commissions d'arrondissements, intermédiaires entre la commission centrale et les commissions de quartier, eurent pour attribution de recevoir les rapports de ces dernières, de les examiner, d'en vérifier l'exactitude toutes les fois qu'elles le jugeraient nécessaire, d'en faire ensuite un extrait destiné à être envoyé à la commission centrale : elles durent aussi aider de leurs conseils et appuyer de leur approbation le zèle et les démarches des commissaires de quartier.

» Enfin, la comission centrale, joignant à ses propres lumières la connaissance de tous les faits acquis par elle, devait à son tour éclairer l'administration, et lui proposer l'adoption de mesures nouvelles, s'il en était besoin, ou seulement la modification des anciennes, si elle la jugeait suffisante. La commission se réserva d'ailleurs la surveillance de tous les grands établissements publics de la capitale.

» On établit dans chaque quartier plusieurs bureaux de secours, des postes médicaux dans lesquels un médecin, un pharmacien et un certain nombre d'élèves en médecine, d'infirmiers et de gardes-malades devaient se tenir prêts, jour et nuit, à porter les premiers secours aux malades pour lesquels on les réclamerait. Ces bureaux furent garnis de tout le matériel nécessaire à leur destination, tels que médicaments, lits, couvertures, brancards, etc., et placés sous la direction immédiate de MM. les maires, que l'on chargea de prévenir, ngt-quatre heures d'avance, les médecins et les pharmaciens désignés pour y faire le service.

» Enfin la commission centrale fit publier une instruction (15 novembre 1831) sur le régime à suivre pour se préserver du choléra, et sur la conduite qu'il faudrait tenir si l'on s'en trouvait atteint; elle recommandait la propreté dans les vêtements et les habitations, la sobriété dans les aliments, la modération dans les plaisirs, et surtout elle engageait les citoyens à se tenir en garde contre les prétendus moyens curatifs, dont les charlatans vantaient chaque jour les vertus dans les journaux et dans les affiches dont ils couvraient les murs de la capitale.

» De son côté, l'administration des hôpitaux ne demeurait point oisive, elle s'occupait à préparer des salles nouvelles pour y recevoir les malades atteints de l'épidémie; elle faisait purifier les anciennes, elle augmentait le nombre des élèves et des infirmiers; enfin, ne voulant négliger aucune des précautions que la prudence semblait indiquer, elle ordonna de suspendre tous les cours d'anatomie.

» Tel fut l'ensemble des mesures prises par l'administration contre l'épidémie dont Paris était menacé. Il est inutile de dire que la plus grande partie de ces mesures étaient communes à la capitale et au département. »

Nous ne voulons pas terminer cet exposé des moyens prophylactiques employés contre le choléra, sans rappeler ce que la ville de Paris doit à la commission qui a recueilli tous les faits relatifs à l'histoire du choléra dans Paris et dans le département de la Seine. Les noms des hommes dévoués et laborieux, des savants consciencieux et modestes qui la composaient méritent d'être signalés à la reconnaissance et à l'estime publiques. C'est un devoir pour nous de les citer ici : MM. Benoiston de Châteauneuf, Chevallier, Léon Devaux, Louis Millot, Parent-Duchâtelet, Petit de Maurienne, Pontonnier, Trébuchet, Villermé et Millot. Cette commission n'a pas borné son zèle à l'étude du passé, à l'observation des faits accomplis ; elle a étendu ses investigations jusque dans l'avenir, elle a préparé ces améliorations immenses que nous avons vu s'accomplir, depuis 1832, dans l'hygiène publique et dans les conditions de salubrité de la ville de Paris. Il n'en est pas une qui n'ait été signalée, discutée, réclamée avec la plus louable insistance dans le résumé qui termine son remarquable rapport.

De tous ces vœux exprimés au nom de l'intérêt général, et fondés sur les principes trop négligés de l'hygiène publique, beaucoup ont été réalisés durant ces quinze dernières années, grâce à l'activité intelligente, aux efforts persévérants de la municipalité de Paris et de l'administration du département de la Seine. Mais il reste encore beaucoup à faire, et nous pouvons dire encore aujourd'hui, avec le savant rapporteur de la commission : « Plein de confiance » dans les magistrats, et convaincu qu'ils pensent, » avec l'orateur romain, que leur premier soin, » leur unique attention doit être de rendre aussi » heureux qu'il est possible, tous ceux qui sont sou- » mis à leur autorité, nous nous en remettons à leur » sagesse, à leurs lumières, à leur amour du bien » public, du soin de prendre les mesures propres à » diminuer les rigueurs d'un fléau dont rien ne peut » prévenir le retour dans la capitale. »

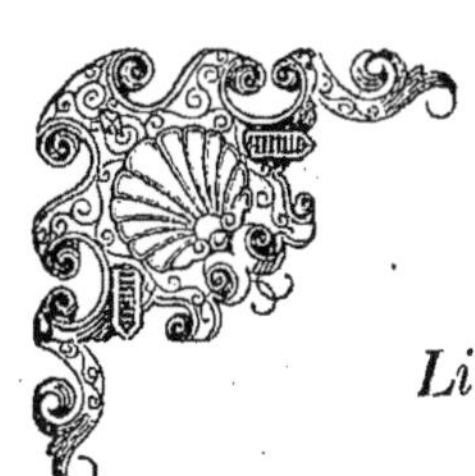

Librairie médicale de Germer Baillière.

Ouvrages du même Auteur.

MANUEL DE PATHOLOGIE ET DE CLINIQUE MÉDICALES. 1848, 1 vol. gr. in-18 de 750 pages. 6 fr.

DE LA MORVE ET DU FARCIN CHRONIQUES chez l'homme. 1843, in-4. 5 fr.

ANDRAL. Cours de pathologie interne, professé à la Faculté de médecine de Paris, recueilli et publié par M. le docteur Amédée LATOUR, rédacteur en chef de l'*Union médicale*. 2e édition entièrement refondue. 1848, 3 vol. in-8 de 2076 pages. 18 fr.

ANDRY. Manuel pratique de percussion et d'auscultation, par M. le docteur ANDRY, ancien chef de clinique médicale de l'hôpital de la Charité. 1845, 1 vol. gr. in-18 de 536 pages. 3 fr. 50 c.

CHARPIGNON. Physiologie, médecine et métaphysique du magnétisme. 1848, 1 vol. in-8 de 480 pages. 6 fr.

HARISSON. Mémoires d'un vieux médecin, ou épisodes de la carrière médicale. Traduit de l'anglais; 1848, 2 vol. in-12, br. 6 fr.

HUFELAND. Manuel de médecine pratique, fruit d'une expérience de 50 ans, suivi de considérations pratiques sur la saignée, l'opium et les vomitifs; traduit de l'allemand, par M. le docteur JOURDAN. 2e édition corrigée et augmentée d'un mémoire sur les fièvres nerveuses. 1848, 1 vol. in-8 de 750 pages. 8 fr.

JACQUEMIER. Manuel des accouchements et des maladies des femmes grosses et accouchées, contenant les soins à donner aux nouveaux-nés. 1846, 2 vol. gr. in-18 de 1520 pages, avec 63 fig. dans le texte. 9 fr.

KRAMER. Traité pratique des maladies de l'oreille, traduit de l'allemand, avec des notes, par M. le docteur MÉNIÈRE, médecin de l'institution nationale des sourds-muets de Paris. 1848, 1 vol. in-8 avec 5 fig. dans le texte. 7 fr.

REQUIN. Éléments de pathologie médicale. 1843-1849, 3 vol. in-8 de 2,400 pag. 24 fr.

CHOLÉRA MORBUS.

PREMIERS SECOURS A DONNER AUX CHOLÉRIQUES AVANT L'ARRIVÉE DU MÉDECIN,

Précédés d'une indication précise des signes de la maladie et suivis d'un exposé simple et rapide des moyens hygiéniques et prophylactiques qui peuvent empêcher son invasion,

PAR M. LE DOCTEUR FOY,

1849. 1 vol. grand in-18. Prix : 1 fr. 25 c.

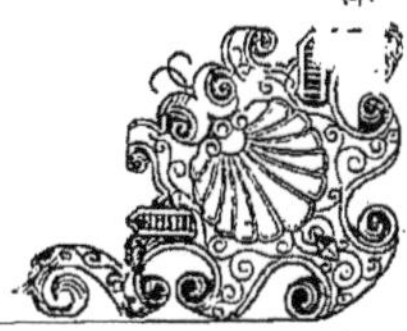

Paris. — Imprimerie de L. MARTINET, rue Mignon, 2.

www.ingramcontent.com/pod-product-compliance
Ingram Content Group UK Ltd.
Pitfield, Milton Keynes, MK11 3LW, UK
UKHW020135220726
13923UKWH00001B/173

9 782016 185490